KB116726

배정원 교수의
십 대를 위한
자존감
성교육

배정원 교수의 십 대를 위한
자존감 성교육

1판 1쇄 발행 2022. 12. 1.
1판 3쇄 발행 2024. 4. 26.

지은이 배정원

발행인 박강휘
편집 구예원 디자인 지은혜 홍보 박은경 마케팅 윤준원
발행처 김영사
등록 1979년 5월 17일(제406-2003-036호)
주소 경기도 파주시 문발로 197(문발동) 우편번호 10881
전화 마케팅부 031)955-3100, 편집부 031)955-3200 | 팩스 031)955-3111

값은 뒤표지에 있습니다.
ISBN 978-89-349-4245-0 43510

홈페이지 www.gimmyoung.com   블로그 blog.naver.com/gybook
인스타그램 instagram.com/gimmyoung   이메일 bestbook@gimmyoung.com

좋은 독자가 좋은 책을 만듭니다.
김영사는 독자 여러분의 의견에 항상 귀 기울이고 있습니다.

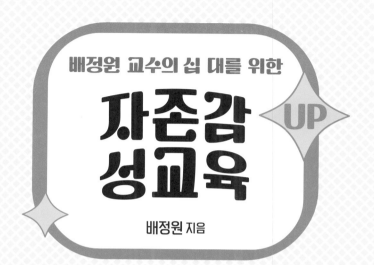

배정원 교수의 십 대를 위한

자존감 성교육 UP

배정원 지음

김영사

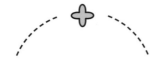

'나'라는 돛대로
질풍노도의 시기를 건너는
청소년에게

여러분은 성sex이 뭐라고 생각하세요? 아, 그걸 어떻게 말로 하느
냐고요? 벌써 얼굴이 붉어진다고요?

흠… 아마도 섹스, 특히 남녀가 나누는 성행위를 생각하고 있나
보군요. 무리가 아니에요. 여러분은 자라면서 아마도 성에 대해
부정적인 이야기를 더 많이 듣고, '조심하라', '사고 치면 안 된다'
라는 이야기를 들었을 거예요. 성에 대해 궁금증을 가지거나, 함
께 이야기하고 싶어도 마음이 불편해서 어려웠을 테고요.

이 책은 여러분이 가장 궁금해하는 성 이야기로 가득 차 있어
요. 성에는 성행위 말고도 정말 많은 이야기가 들어 있답니다. 월
경, 자위, 임신, 피임뿐 아니라 사랑, 연애, 데이트, 이별 같은… 성

은 우리 몸에서 일어나는 현상뿐 아니라, 한 사람이 몸과 마음을 가지고 일생을 잘 살아가는 일, 다른 존재와 관계를 맺고 '좋은 사람'으로 행복하게 살아가는 모든 것을 말해요. 결국 성은 '사람이 사는 이야기'랍니다. 성에 대해 알면 알수록 더 행복하고 건강하게 그리고 주도적으로 자신의 인생을 잘 살 수 있어요.

그래서 성교육에서는 '자존감'이 중요합니다. 자존감이란 '자신을 소중하고 귀한 존재로 대접하고 존중하는 마음'이지요. 자기를 소중하게 생각하는 사람은 자신의 인생을 더 안전하고 즐겁게 살려고 합니다. 자존감이 있는 사람은 남의 시선이나 기대보다 자신의 가치, 생각을 더 중요하게 생각하고 흔들리지 않습니다. 또 자기를 사랑하고 돌보고 존중하는 사람은 다른 사람도 자신만큼 소중한 존재라는 것을 알고 귀하게 대할 것입니다.

여러분이 건강하고 행복한 성생활을 할 수 있도록 이 책에 성에 관한 구체적이고 정확한 정보를 알기 쉽게 정리했습니다. 1장부터 4장에서는 사춘기에 접어든 여러분들의 '몸과 마음의 변화'를 다루었습니다. 내 몸과 마음에 생길 변화들을 미리 알고 있다면, 새로운 나의 모습을 자연스럽게 받아들일 수 있겠지요. 그리고 서로 같기도 하고 다르기도 한, 여자와 남자의 몸과 마음에 대해 잘 알게 되면 상대를 이해하고 배려하는 법도 알게 될 거예요.

5장부터 7장에서는 나와 다른 존재와 사랑하고 관계를 맺으며 꼭 알아야 할 '건강한 관계 맺는 법'을 다루었습니다. 바른 가치관을 가지고 자신의 성생활을 이끌어가고, 나의 가치관대로 행동할 수 있도록 연습할 수 있을 거예요.

사실 다른 성교육 책보다 훨씬 더 수위가 높을지도 몰라요. 하지만 저는 여러분이 제대로 알면 어떻게 행동해야 할지를 더 쉽고 자신에게 유리하게 결정할 수 있을 거라 믿습니다. 물론 어렵거나 아직 알고 싶지 않은 내용이라면 넘어가도 좋아요. 필요할 때 원하는 부분을 다시 찾아서 읽으면 됩니다.

그동안 혼자서, 혹은 친구들과 고민했던 성에 대한 궁금증이 이 책을 통해서 말끔하게, 속 시원히 풀리기 바랍니다. 여러분이 만난 '사춘기'라는 때로 거칠고 자주 낭만적인 이 바다에서, 용감하고 현명한 선장이 되어 여러분의 돛단배를 안전하고 유쾌하게 잘 운행하기 바랍니다.

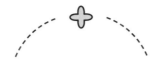

청소년과
'성 이야기를 어떻게 할까?'
고민하는 부모에게

"아이와 성에 대해 어떻게 말해야 하죠?" "성 이야기를 해야 하는 건 알겠는데, 어디까지 이야기해야 할지 모르겠어요."

제가 학부모님들께 '자녀 성교육'을 강의하는 자리에서 가장 많이 받는 질문입니다. 성에 대한 정보를 충분히 접하지 못한 채 성장한 부모 세대는 어린 자녀들이 자신도 모르는 사이에 성으로 인해 상처받지 않을까 걱정하면서도, 한편으로는 성에 대한 질문을 해올까 봐 전전긍긍하시지요. 저 역시 두 아이를 키운 엄마여서 자녀와 성에 대한 이야기를 나누는 것이 얼마나 어려운지 잘 알고 있습니다.

그러나 성에 대해서는 쉬쉬하며 숨기기보다는 정확하게 알려주는 것이 훨씬 유익합니다. 제대로 된 성교육을 받지 못한 채 성장한 어른들이 얼마나 많은 시행착오를 겪었고, 위험에 빠지기도 했는지 생각해 보면 성교육에 얼마나 많은 정보가 필요한지 아실 겁니다. 그러면서도 우리 어른들은 지금까지 배워온 대로 성을 금기시하고 걱정하면서 이야기할 때가 많습니다.

하지만 어른들의 성 의식이 바뀌지 않으면 아이들의 성 의식을 바꾸기 어렵습니다. 특히 부모의 성 가치관은 아이들에게 지대한 영향을 미칩니다. 성에 대해 보수적인 가정에서 자라면 아이들도 보수적이고 수동적인 생각을 갖게 되는 경우가 많으니까요.

성은 얼마나 정확한 정보를 갖고 건전한 가치관을 가졌는지에 따라 커다란 행복감과 친밀감, 세상을 잘 살아갈 용기를 주는 것이기도 합니다. 과거의 성교육이 원치 않는 임신과 성병 등에 대한 걱정 등 성에 대한 부정적인 이야기 위주였다면, 지금의 성교육은 우리 몸에서 일어나는 현상과 함께 마음의 움직임, 그리고 그것의 주인으로서 다른 존재와 소통하고 관계 맺는 기술에 이르는 주도적이고 긍정적인 이야기로 확장되고 있습니다.

유네스코 국제 성교육 가이드에서도 인권을 기반으로 개인의 몸과 마음, 타인과 맺는 다양한 관계 등에 대하여 구체적이고 정확한 정보를 담은 '포괄적 성교육'을 해야 한다고 말하고 있어요.

제가 오랜 시간 성에 대해 공부하고, 쓰고 가르치면서 알게 된 사실이 있습니다. 사람은 누구나 건강한 삶을 추구하는 존재이기 때문에 성에 대해 잘 알게 되면 자신을 위험에 빠뜨리지 않고, 다른 이와 관계를 잘 맺으며 스스로 건강하고 행복한 존재로 살려고 노력한다는 겁니다.

이 책은 청소년들이 성에 대해 궁금해하는 모든 것들을 유쾌하고 긍정적으로 또 아주 구체적으로 다루었습니다. 십 대가 어른이 되기까지 성에 대해 궁금하면 언제든 펼쳐 도움을 받는 청소년들의 애장 도서가 되기를 기대하면서요. 그리고 무엇보다 '자기 자신을 믿고 사랑하며 존중하는' 자존감을 가진 존재로 성장해 가기를 바라는 마음으로 썼습니다.

자녀들과 성을 언제, 어떻게, 어디까지 말해야 하는지 고민하시는, 그리고 자녀들이 건강하고 행복한 삶을 자신 있게 영위하기를 원하시는 부모님들께도 도움이 될 수 있으면 더욱 좋겠습니다. 자녀의 성교육에 부모가 직접 나서야 하는 이유는 부모만큼 아이의 성장 과정을 잘 아는 사람은 없으며, 무엇보다 자녀들이 훌륭한 어른으로 성장하기를 빌고, 행복하기를 바라는 사람이 부모이기 때문입니다. 부모님들께서도 이 책을 함께 읽고, 아이의 수준과 요구에 맞는 '성 이야기'를 유쾌하고 편안하게 나눌 수 있기를 기대합니다.

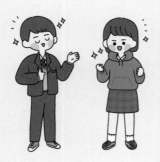

5

좋아하는 사람이 생겼어

6

나는 준비가 되었을까?

7

나는 내가 지켜

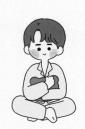

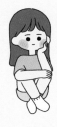

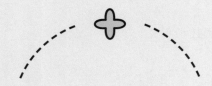

자기의 몸을 아는 것은
나 자신을 이해하고 사랑하는 첫걸음입니다.
내 몸을 잘 알고 관리하다 보면
자신감과 애정이 생기죠.
그 애정이 자존감, 즉 나를 귀하게 여기는
마음의 토대가 됩니다.

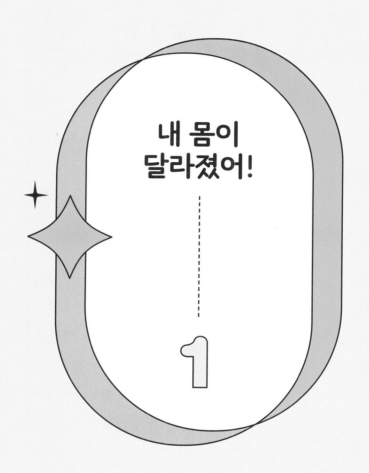

내 몸이
달라졌어!

1

익숙한 듯 낯선 몸

사춘기 몸의 변화

사춘기에 도착하신 걸 환영합니다! 사춘기는 어린이가 어른으로 성장하기 위해 거치는 관문이에요. 이때부터 급격히 근육과 뼈가 어른의 크기로 자라고 마음도 변하게 되죠. 그야말로 인생의 변혁기라고 할 수 있어요. 우리가 세상에 태어난 후 지금까지 가만히 머물러 있던 성호르몬이 급격하게 요동치고 왕성하게 분비되면서 지금까지와는 다른 차원의 몸과 마음의 변화를 겪는 시기가 바로 사춘기예요.

남자와 여자 모두 사춘기에 분비되는 성호르몬의 영향을 받아 신체와 마음에 어마어마한 변화를 겪는데, 보통 여자가 남자보다 더 빨리 변화를 겪게 됩니다. 흔히 말하는 '질풍노도의 시기'가 되는 거죠. 빠르면 초등학교 2학년 정도부터 사춘기가 시작된다고 하지만, 대개 중학교와 고등학교 시기에 본격적으로 사춘기를 겪게 된답니다.

이때 뇌는 성호르몬에 흠뻑 젖어 몸은 급격하게 성장하고 감정의 변화 또한 심하게 겪다 보니, 아마 스스로도 몸과 마음이 왜 이렇게 변하는지 어리둥절할 때가 많을 거예요. 갑자기 슬프거나 기쁘고, 사랑하는 사람이 생기고, 가슴이 답답해서 소리를 지르고 싶거나 반항심도 생기고, 어른들이 좀 우스워 보이는 등의 일들이 결국 호르몬이 만드는 것이라는 게 재미있지 않나요?

변화를 일으키는 성호르몬

사춘기 청소년의 뇌 속에서는 성호르몬이 활발하게 활동을 시작해요. 아기를 낳고 성생활을 할 수 있는 어른이 되기 위한 준비를 하는 거예요. 성호르몬은 여러 호르몬 중에서 성과 관련한 여러 특질을 결정하며, 성적 기능을 유지하고 조절하는 호르몬입니다.

사람은 모두 남성호르몬인 테스토스테론과 여성호르몬인 에스트로겐이 같이 분비돼요. 물론 우리 몸은 그보다 더 많은 종류의 호르몬이 분비되고, 그들은 각자의 역할을 수행하고 있지만, 남자에게는 테스토스테론이, 여자에게는 에스트로겐이 더 많은 비율로 분비되면서 성적 특질을 결정하죠.

그럼 도대체 이름도 어려운 테스토스테론은 어떤 호르몬일까요? 남성호르몬인 테스토스테론은 남자의 몸을 만드는 역할을 합니다. 근육과 두꺼운 피부를 만들고 수염을 자라게 하며, 목소리를 저음으로 만들지요. 테스토스테론은 여자에게도 소량으로 분비되는데, 이 호르몬은 추진력, 지구력, 공격성, 성취감, 성욕 등에 강한 영향을 미칩니다.

여성호르몬의 대표 격인 에스트로겐은 주로 여자의 난소에서 만들어지고 분비되는데, 사춘기 때부터 활발하게 나오면서 여자의 생리현상을 조절하게 되죠. 이때 키가 많이 자라면서, 몸이 둥글둥글하게 변하고, 가슴이 커지며, 월경이 시작됩니다. 에스트로겐은 여성의 생식계와 유방, 음모 등 여자의 특성을 발달시키고 유지하는 데 중요한 역할을 합니다. 그뿐 아니라 인지 발달과 뼈와 심장 혈관계 건강에도 관여합니다. 에스트로겐은 월경기간에 따라 그 수치가 달라지는데, 에스트로겐의 수치가 월경 전 기분의 변화와 폐경기 증상 등에 영향을 미치기 때문에 여자에게 무척 중요한 호르몬입니다.

성장이 너무 빠르거나 느릴 때

사춘기에 키가 부쩍 자라고, 수염과 겨드랑이털, 음모가 나고, 가

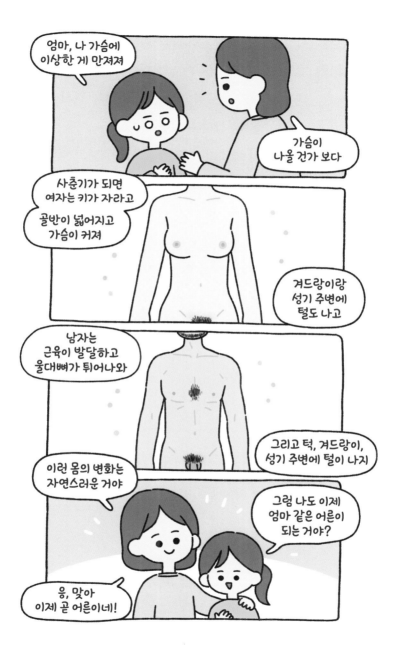

슴이 나오고, 월경을 시작하는 등의 신체적인 변화를 2차 성징이라고 합니다. 그런데 이 2차 성징이 남보다 더 빠르거나 늦는 경우도 있어요. 대부분의 경우는 비슷한 성장 과정을 거치지만, 너무 빠르거나 늦으면 의사와 상의해야 합니다.

만 8세 이전에 가슴이 커지기 시작하고 음모가 나고 월경을 하는 증상을 '성조숙증'이라고 해요. 신체적인 성장이 너무 빨리 일어나는 증상이에요. 전 세계적으로 사춘기의 신체적 변화가 더 빨라지고 있어요. 성조숙증은 비만과 깊은 연관이 있는데, 여성호르몬의 원료인 지방질 음식을 너무 많이 섭취하고, 인스턴트 음식이나 플라스틱 용기 등을 사용해 환경 호르몬에 쉽게 노출되는 것이 원인이 됩니다.

특히 남자 청소년이 가슴이 많이 커지고(비만한 경우에도 그럴 수 있지만), 고환도 4밀리리터 이상 커진다면 병원에 가서 전문적인 검진을 받아보는 게 좋습니다. 대뇌나 부신, 고환에 종양과 같은 것이 생겼을 수도 있기 때문이에요. 반대로 여자 청소년이 만 13세까지 가슴이나 음모의 성장이 없고, 16세가 넘었는데도 월경을 하지 않는다면 역시 병원에서 검진을 받아보는 것이 좋습니다.

여자와 남자의 몸

여자와 남자는 어떻게 다를까?

'왜 여자는 앉아서 오줌을 누고, 남자는 서서 눌까?', '왜 여자의 성기는 안 보일까?', '왜 여자는 가슴이 나오고 남자는 안 나올까?', '왜 여자만 임신을 할까?' 어릴 적에 여자와 남자에 대한 이런 궁금증을 가져본 적 있겠지요? 그중에는 해결된 것도 있고, 아직도 답을 찾지 못한 것도 있을 거예요.

'사람은 어떻게 여자 또는 남자로, 혹은 제3의 성*으로 결정되어 태어난 걸까?' 하고 궁금한 적이 있지 않나요? 물론 그건 누구의 결정도 아니고 미리 알 수도 없는 운명 같은 것이지만 말이에요.

아기는 남자의 정자와 여자의 난자가 만나 수정란이 되어 엄마의 자궁 안쪽 벽에 착상하면서 생겨요. 아기의 성별은 임신 과정에서 정자가 난자에게 어떤 염색체를 전달하느냐에 따라 결정돼요. 부모에게서 절반씩 총 23쌍의 유전자를 받는데, 마지막 쌍이 바로 성별을 결정하는 성염색체예요. 여자의 난자는 X만 갖고 있고 남자의 정자에는 X와 Y가 있어서, XY 염색체로 결합하면 남자아이가, XX 염색체로 결합하면 여자아이가 생기죠.

이러한 결합으로 엄마의 자궁 안에서 성장한 태아가 남자인 경우 6~8주가 되면 남자아이의 XY 염색체가 작용하면서 남성호르몬인 테스토스테론이 생성돼요. 이 테스토스테론 때문에 남자아이는 여자아이와 구별되는 중요한 특징인 고환과 음경이 생기게 됩니다.

제3의 성

남성과 여성 중 어디에도 해당하지 않는 세 번째 젠더를 뜻해요. 성을 과학적으로 연구하면서, 성별이 남성과 여성 외에 더 다양하다는 것이 밝혀지고 있죠. 신체는 남성 또는 여성으로 태어났지만 타고난 자신의 성과 반대되는 성을 가졌다고 여기는 사람도 있고, 남성이나 여성으로 구분되는 특질과는 다르게 태어난 사람도 있어요.

성별을 결정하는 성염색체

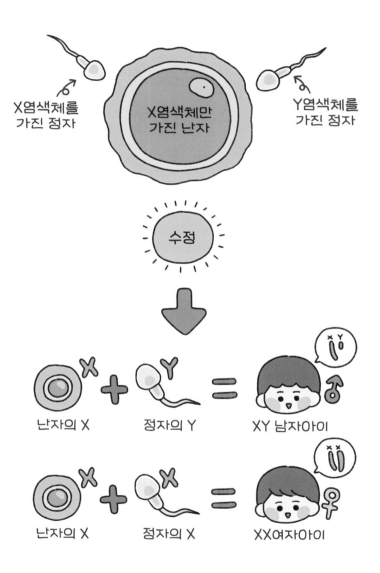

X염색체를 가진 정자

X염색체만 가진 난자

Y염색체를 가진 정자

수정

난자의 X + 정자의 Y = XY 남자아이

난자의 X + 정자의 X = XX여자아이

성기 관찰

헉, 거기를 어떻게 보라는 거야?

자신의 몸을 얼마나 알고 있나요? 성기를 자세히 관찰해본 적이 있나요? 거기를 어떻게 보냐고요? 저는 성교육 강의를 할 때마다 학생들에게 자신의 성기를 관찰하는 숙제를 꼭 내줍니다. 그러면 학생들은 무척 당황해하고, 심지어 '못 하겠다'고 전화나 편지로 사정하는 경우도 있습니다. 물론 성기를 보는 것을 부끄러워하는 여러분의 마음을 이해합니다. 그동안 우리는 성기를 보거나 만지는 것을 나쁘다 생각하고, 부끄럽게 여기는 세상을 살아왔기 때문이죠.

하지만 한번 잘 생각해보세요. 자신의 성기를 자기가 보는 게 왜 이상한 일이죠? 거울로 얼굴을 보는 것은 자연스러운데 왜 자기의 성기를 보는 일은 불편한 마음이 들까요? 성기를 '소중이'라고 부르면서 실제로 자신의 성기를 보거나, 잘 씻고 돌보는 일은 어려워하는 게 이상하지 않나요? 더구나 특별히 성기만 소중한 곳이 아니고, 나의 몸 모든 부분이 다 소중하지요. 그런 차원에서 내 몸의 어느 곳이든 잘 돌보고 관리해야 하지 않을까요?

특히 여자는 자기 성기가 어떻게 생겼는지 모르는 경우가 많아요. 자기 성기를 보려면 거울을 바닥에 놓고 쪼그리고 앉거나 의자에 앉아 한쪽 다리를 굽혀서 봐야 하니 신체구조상 살펴보기 어렵다고요? 그런데 실은 어쩐지 좀 '마음이 불편해서' 피하는 건 아닌가요?

우리는 성기를 보거나 만지는 것을 '안 좋은 일', '부끄러운 일'로 배워왔기 때문에 여자의 경우 이유 없는 죄의식을 느끼기도 합니다. 어느 사회나 전통적으로 남자의 성은 자연스럽게 여기면서, 여자의 성에는 유독 민감했고, 여자의 성에 건강보다 윤리의 잣대를 들이댔기 때문입니다. 서양의 유명한 조각상을 봐도 남자의 성기는 모양을 알아볼 수 있게 표현된 반면에 여자의 성기는 밋밋하게(정말 아무것도 없이) 처리되어 있죠. 그런 조각상이나 명화 속 여자의 성기를 보며 의아한 마음이 들어야 자연스러운 것 아닐까요?

자신의 성기를 관찰하고 관리하는 일은 나를 알아가고 사랑하는 첫걸음이라고 할 수 있어요. 이것은 '나'를 인식하는 기본적인 일과 연결되기 때문이죠. 내 몸을 잘 알고 관리하면서 내 몸에 자신감과 애정이 생기는 거예요. 그 애정이 '자존감', 즉 나를 귀하게 여기는 마음의 토대가 되죠.

성기 관찰은 자기의 성을 건강하게 관리하기 위해서 더욱더 필요해요. 내가 몸의 주인이니까요. 늘 살펴보고 청결하게 유지해주세요. 평소 건강한 상태를 알면 뾰루지가 나거나, 붓거나, 가렵거나, 색이 변하거나, 혹은 이상한 분비물이 나오거나 할 때 금방 알아차리고 대응할 수 있습니다.

여자는 평소에 가슴도 살펴보고, 자기 성기의 색깔과 생김새, 분비물 등을 확인해야 해요. 남자 역시 성기의 생김새, 색깔과 피부 상태 등을 평소에 살피고, 물집이 생기거나 단단해진 곳은 없는지 수시로 관찰하고 깨끗하게 관리해야 합니다. 다시 강조하지만, 이건 스스로 자신의 성을 건강하게 유지하는 문제예요.

'자위'를 다루는 장에서 자세히 설명하겠지만, 자신의 성기를 만지면 즐거운 느낌을 받습니다. 성기뿐 아니라 몸의 어느 부분이든 만지면 기분이 좋지요. 자신의 성기를 잘 살펴보고 청결하게 관리하는 것이 당연하듯이 자기의 성기를 만져서 즐거운 느낌이 드는 것은 정말 자연스러운 것이랍니다.

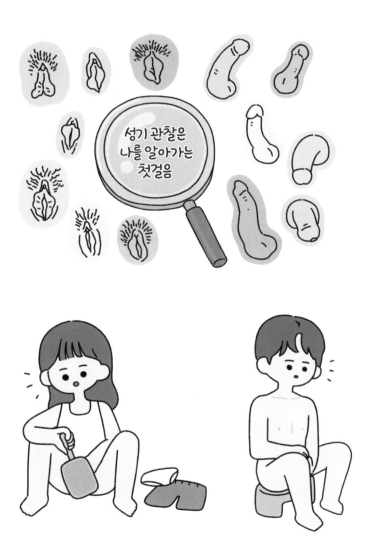

성기 관찰은
나를 알아가는
첫걸음

성기 관찰하기

여자의 경우

◆ 눈으로 살피면서 손가락으로 멍울, 쥐젖(젖꼭지 모양의 갸름하고 작은
   사마귀), 물집, 뽀루지 등이 있거나 새로 생기진 않았는지 살펴본다.

◆ 피부색의 변화가 없는지 살펴본다.

◆ 분비물의 색깔이 평소보다 누렇거나 푸르스름하진 않은지 색깔과
   냄새, 농도를 살펴본다.

남자의 경우

◆ 성기 끝에서 노랗거나 푸르스름한 분비물이 나오는지 확인한다.

◆ 소변을 볼 때 타는 듯한 느낌이 들거나 아프지는 않은지 살펴본다.

◆ 성기가 붓거나, 냄새 나는 뽀루지나 물집, 사마귀가 있는지 살펴본다.

◆ 성기에 단단하지만 통증은 없는 덩어리가 만져지는지 확인한다.

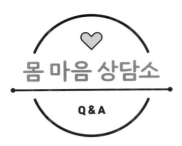

몸 마음 상담소

Q & A

Q 전 남자인데요. 제 성기는 좀 휘어 있는 것 같아요. 무슨 문제가 있는 걸까요?

A 사람들의 성기의 모습은 같은 듯하면서도 다 달라요. 얼굴이 제각각인 것과 마찬가지죠. 성기의 모양이 좀 휜 것 같아도 심하지 않으면 걱정하지 않아도 돼요. 평소에 어느 손으로 소변을 보는지, 또 성기를 바지의 어느 쪽에 두는지에 따라 조금씩 휜다고 하니까요. 우리나라 사람들은 오른손잡이가 많아서 왼쪽으로 좀 휘는 경우가 많다고 합니다.

하지만 병적인 원인으로 휘어지는 경우도 있는데, 음경 조직에 상처가 나서 휘는 경우예요. '음경만곡증' 혹은 '페이로니씨병'이라고 불러요. 예전에는 피부 복원력이 떨어지는 중년 남성에게 많이 나타났다고 하는데, 요즘은 청소년들이 방바닥이나 딱딱한 곳에 음경을 부딪치거나 넣어서 상처가 생기는 경우도 꽤 있다고 하니 위험한 자위행위 방법은 하지 않는 게 좋겠어요.

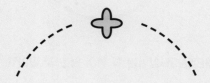

여자의 성기는 우리의 얼굴처럼
사람마다 생김새가 다르답니다.
자기 몸을 잘 알고 관리하면
스스로 당당해지고
자신을 더욱 사랑하게 됩니다.

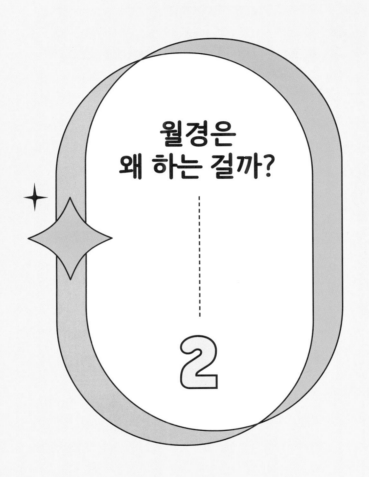

월경은
왜 하는 걸까?

2

가슴

여자의 변화

자, 본격적으로 남녀의 몸의 변화에 대해 알아볼까요? 먼저, 여자
의 경우 사춘기를 지나며 에스트로겐과 프로게스테론, 테스토스
테론 같은 성호르몬이 난소와 부신에서 분비됩니다. 특히 여성호
르몬인 에스트로겐과 프로게스테론은 여자의 월경주기와 다양한
신체 변화에 관여하죠.

　사춘기가 되면 여자는 가슴이 커지고, 팔뚝, 허벅지, 엉덩이에
지방이 많아져서 몸이 둥그레지고, 골반이 넓어져요. 남자와 마찬
가지로 목소리가 변하고, 여드름과 성모(음모, 겨드랑이 털)가 나기
시작하는데, 무엇보다 임신을 가능하게 하는 월경이 시작됩니다.

크기도 모양도 다양해

가슴은 보통 10세 전후가 되면 먼저 가슴에 멍울이 생기고(이때 건드리면 많이 아프고 불편하죠) 점점 가슴이 커집니다. 가슴은 여성 호르몬의 영향을 받으므로 어른이 된 뒤에도 생리주기에 따라 커지기도 하고 작아지기도 합니다. 자, 그럼 머리를 숙여서 가슴부터 관찰해볼까요? 거울 앞에서 바라보아도 좋아요.

　가슴의 크기와 모양은 사람마다 달라요. 동그랗고 봉긋한 가슴도 있고 크고 넓은 가슴도 있으며 작고 납작한 가슴도 있습니다. 내 가슴은 왜 이렇게 작은 걸까 또는 왜 이리 큰 걸까 하는 고민을 해본 적이 있나요?

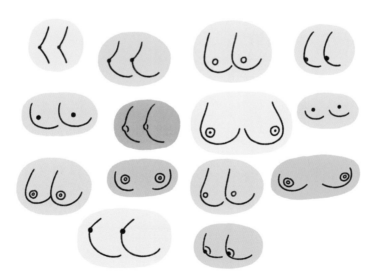

가슴

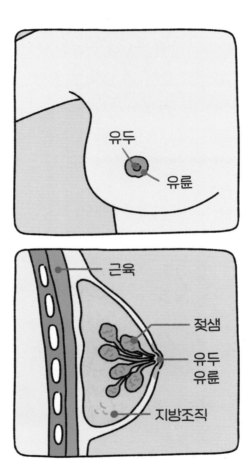

유두

유륜

근육

젖샘

유두
유륜

지방조직

가슴의 생김새는 체질과 유전의 영향을 많이 받아요. 그래서 엄마나 이모, 고모의 가슴을 닮는 경우도 많아요. 그리고 왼쪽 가슴과 오른쪽 가슴이 대칭으로 똑같은 크기와 생김새인 경우는 드물어요. 우리 손과 발도 양쪽이 똑같지는 않은 것처럼요. 보통 21세까지 가슴은 계속 커지는데, 여성호르몬인 에스트로겐의 분비가 가슴의 크기에 영향을 미치거든요. 그래서 피임약을 복용하거나 임신했을 때, 또는 성적으로 흥분하면 여자의 가슴이 커지는 것을 알 수 있어요.

가슴은 젖샘을 품은 지방조직이기 때문에 살이 찌면 가슴이 커지고 살이 빠지면 작아지는 게 당연합니다. 그래서 무척 마른 몸인데 가슴만 큰 경우는 매우 드물고, 살이 찐 사람이 대체로 가슴도 크죠.

유두(젖꼭지)는 가슴에서도 가장 민감한 부분인데(여자나 남자 모두 그렇죠), 춥거나 성적 자극을 받으면 단단해지면서 오뚝해지죠. 유두의 색깔은 사람의 피부색에 따라 다른데, 살빛이 하얀 사람은 좀 더 밝고, 살빛이 검은 사람은 유두의 색깔도 진해요. 사람에 따라 연한 분홍색, 붉은색, 진한 갈색 등 조금씩 다르답니다.

무엇보다 가슴은 아기에게 젖을 주기 위해 발달한 기관으로 아기에게 영양분을 공급하는 역할을 합니다. 가슴의 크기가 작은 경우 모유의 양이 적을까 걱정하는 경우도 있는데, 가슴의 크기는 모유의 양과 아무 상관이 없어요. 덧붙이자면 성감도 가슴의 크기와 상관이 없습니다.

여자의 몸이 갖는 특징이기도 한 가슴은 성적인 매력으로 보이기도 합니다. 그래서 사회적으로 선호하는 가슴의 크기에 맞추기 위해 가슴이 크면 축소 수술을, 가슴이 작으면 확대 수술을 고민하는 여학생들의 상담도 자주 받습니다.

가슴이 너무 크면 브래지어를 한 어깨가 아프고 생활이 불편할 때가 있어서 수술을 고려하는 경우도 있지만, 그런 기능상의 문제 때문이 아니라 사회의 시선에 맞추기 위해 내 몸을 바꾸겠다는 생각은 좀 걱정이 됩니다.

가슴을 확대하는 수술은 가슴에 식염수나 실리콘을 채운 보형물을 넣는 것인데, 이런 보형물의 삽입은 지속적인 관리와 관찰이 필요합니다. 계속 가슴 마사지를 받아야 하고, 피부의 노화 등으로 가슴 모양이 변하기도 하기 때문에 보형물을 한번 넣으면 끝나는 일이 아니에요. 세상에 하나뿐인 자신의 몸을 있는 그대로 받아들이고 사랑하며, 당당한 태도로 자신의 몸을 대하면 좋겠습니다.

유방 자가검진

가슴에 생기는 암인 유방암은 나이와 상관없기 때문에 사춘기가 지난 여자라면 자주 자기 가슴을 스스로 만져보고 살펴보면서 이

유방 자가검진

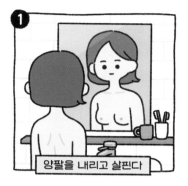

옷을 벗고 어깨를 편 후 거울 앞에 서서 양팔을 모두 내린 상태로 양쪽 유방의 모양과 색, 그리고 부은 곳이 없는지 살펴본다. (샤워할 때 물에 젖어 매끄러운 상태에서 더 살펴보기가 쉽다.)

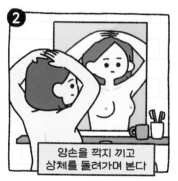

거울 앞에서 양손을 깍지 끼어 머리 위에 얹고 상체를 좌우로 30도씩 돌려가면서 살펴본다.

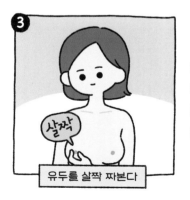

선 상태에서 유두를 살짝 짜본다. 임신 중이나, 수유 중에는 젖이나 끈적이는 노란 분비물이 나올 수 있다. 분비물이 있다면 피가 섞이지는 않았는지 본다.

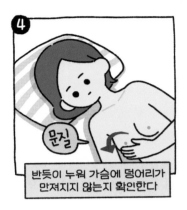

4 반듯이 누워 가슴에 덩어리가
만져지지 않는지 확인한다

하늘을 보고 반듯이 눕는다. 오른손을 이용하여 왼쪽 가슴을 확인하고, 왼쪽 손으로는 오른쪽 가슴을 만져본다. 손가락을 모두 펴고 약간 힘을 준 상태로 유두를 중심으로 원 상태로 가슴을 문질러보고, 가슴 위아래, 좌우로 누르듯이 확인한다.

체크

덩어리가 만져지는 경우 월경주기에 따라 어떻게 변하는지를 살펴본다. 한 주기의 월경이 지나고도 계속 덩어리가 만져지거나 아프면 의사의 진료를 받도록 한다.

상이 생겼는지를 확인하는 습관을 갖는 것이 좋습니다. 평소에 자기 가슴의 촉감과 모양을 알고 있으면 새로 생긴 이상한 멍울이나 색, 분비물의 변화 등을 찾아낼 수 있을 거예요. 매월 규칙적으로 자가검진을 하면 유방암의 70퍼센트 정도는 일찍 발견할 수 있다고 해요. 우리가 건강하기 위해 규칙적인 운동을 하는 것처럼 자가검진을 하는 습관을 만들면 좋겠지요. 매달 월경이 끝나고 3~5일이 지났을 때가 자가검진을 하기에 가장 좋습니다.

나에게 맞는 브래지어 선택하기

브래지어를 하는 이유는 무엇일까요? 가슴의 모습이 그대로 드러나는 게 불편해서, 혹은 가슴이 처지는 게 싫어서, 남들도 다 하니까 등등의 여러 가지 이유가 있을 거예요. 브래지어를 할 수도 안할 수도 있지만 한다면 중요한 점은 자신의 가슴에 잘 맞아서 편하게 생활할 수 있는 브래지어를 선택하는 것이에요.

보통 가슴이 커지기 시작할 때는 스포츠 브래지어를 착용해도 좋습니다. 와이어가 있는 브래지어가 혈액순환에 나쁘다는 말도 있지만, 실제로는 그렇지 않다고 해요. 와이어가 가슴을 조여서 아프면 와이어가 없는 제품을 선택하면 됩니다. 너무 꽉 끼는 브래지어는 피와 림프의 순환을 어렵게 하니 나의 체형에 잘 맞는 브래지어를 입어야 해요. 처음 브래지어를 구입할 때는 담당 직원의 도움을 받아서 입어보고 내게 잘 맞는 제품을 사는 것이 좋아요.

최근에는 반창고 형태의 패드를 유두에 붙이거나, 패드가 부착된 캐미솔 등의 속옷을 입기도 하고, 브래지어를 하지 않는 사람도 많아졌어요. 자신의 가치관이나 생활방식에 따라 결정하면 됩니다.

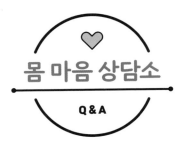

몸 마음 상담소

Q & A

Q 가슴이 커서 힘들어요. 체육 시간에 달리기라도 하면 친구들이 제 가슴을 자꾸 쳐다보는 것 같아요. 숨기려고 어깨를 움츠리고 다니다 보니 자신감도 없어져요. 어떻게 하면 좋을까요?

A 가슴의 크기 때문에 고민하는 친구들이 많아요. 작으면 작아서 또 크면 커서 고민하죠. 가슴이 크다고 어깨를 동그랗게 말아 웅크린 채 불편한 자세로 다니기도 하는데, 그러면 평소의 자세도 점점 나빠진답니다. 예전과 달리 요즘은 다양한 사이즈의 제품이 있고, 몸에 딱 붙는 신축성이 좋은 스포츠 브래지어도 있잖아요. 체육 시간엔 그 스포츠 브래지어를 하면 조금 도움이 되겠네요.

그런데 사람들의 시선은 사실 중요하지 않아요. 남들은 생각보다 남에게 그렇게 관심이 없거든요. 시선이 불편하면 '부러워서 그러는 거구나' 하고 생각하면 어때요? 자신감을 가져요. 내가 자신을 가지면 자세도 곧아지고, 내 모습이 더 멋져 보인답니다.

여자의 성기

어떻게 생겼을까?

여자의 성기(음부)는 마치 우리의 얼굴처럼 사람마다 생김새가 다르답니다. '알면 사랑한다'는 말이 있듯이 자기 몸도 잘 알고 잘 관리하면 스스로 당당해지고 자신을 더욱 사랑하게 됩니다.

우리가 눈으로 볼 수 있는 부분부터 살펴볼까요? 우리가 직접 볼 수 있는 대음순, 소음순, 음핵(클리토리스), 질 입구를 외성기라고 합니다. 내성기는 몸속에 있어서 눈으로는 볼 수 없는 질, 자궁 난소, 나팔관(난관) 등을 말합니다.

외성기를 알아보자

먼저 여자의 성기는 질, 외음부, 자궁, 난소 등을 말합니다. 외음부, 소음순, 대음순, 음핵과 같은 이름은 어렵기도 하고 참 낯설죠? 생물학적 용어이고 한자어라서 더 그렇게 느껴질 거예요. 하지만 일반적으로 사용되는 정확한 이름을 아는 것은 꼭 필요해요. 혹시 문제가 생겨서 병원에라도 가면 의사에게도 설명해야 하고, 반대로 설명을 들을 때 이해하기가 쉬울 테니까요.

음모

성기 둘레에 난 털을 음모라고 해요. 보통 배꼽 아래부터 대음순을 둘러싼 부분에는 음모가 나 있어요. 음모는 머리카락과 달라요. 사춘기가 시작되면서 털이 나기 시작하고, 머리카락보다 더 굵고 곱슬하고 탄력이 있으며, 머리카락처럼 계속 자라지 않고 어느 정도 일정한 길이를 유지하지요.

음모가 왜 나는지에 대해 학자들의 의견은 다양한데, 성기를 보호하기 위해서 있다고도 하고, 성인이 된 표시라고도 합니다. 음모는 몸의 냄새를 간직해 성적 흥분을 높이는 효과가 있고 성관계를 할 때 마찰력을 줄여준다고도 하지요.

대음순

사타구니 사이의 도도록한 언덕 같은 부분인데 털로 덮여 있어요.

외성기

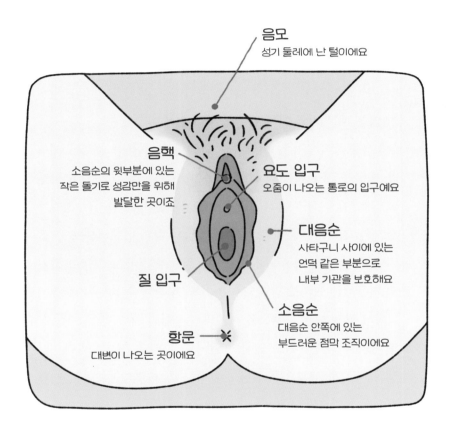

음모
성기 둘레에 난 털이에요

음핵
소음순의 윗부분에 있는
작은 돌기로 성감만을 위해
발달한 곳이죠

요도 입구
오줌이 나오는 통로의 입구예요

대음순
사타구니 사이에 있는
언덕 같은 부분으로
내부 기관을 보호해요

질 입구

소음순
대음순 안쪽에 있는
부드러운 점막 조직이에요

항문
대변이 나오는 곳이에요

소음순

소음순은 대음순 사이에 삐죽이 나와 있는 얇은 살이에요. 대음순과 달리 털이 없고 부드러운 점막으로 되어 있습니다. 여자의 민감한 성감대(만지면 기분이 좋아지고 감각이 예민한 신체 부위)이기도 하죠. 소음순을 손가락으로 벌리면 조그만 입구 두 개가 보이는데 아주 작은 하나는 요도구(소변 나오는 입구)이고, 그 밑의 좀 더 큰 부분이 질구(질의 입구)입니다. 여자가 성욕을 느끼지 않을 때는 거의 닫혀 있는 것처럼 보여요.

소음순의 생김새는 사람마다 다릅니다. 소음순 양쪽이 대칭을 이루는 경우는 거의 없고 한쪽이 길거나 짧고, 두껍거나 얇고, 색깔이 진하기도 하고 연하기도 하죠. 사실 여자의 성기는 남자의 것처럼 돌출해 있지 않아서 남의 것과 비교해볼 수도 없지만, 정상일까, 비정상일까 고민할 필요가 없어요. 더구나 성기의 피부색은 여자도 남자도 어른이 되면 진해집니다.

다시 말해 성기의 색깔은 신체의 성숙함과 자주 만지는 것, 원래 자신의 피부색과도 연관이 있어요. 그러니 혹시 나중에 "남들과 다르게 생겼으니 성형수술 하는 게 좋겠다"라는 말에 현혹되지 않았으면 해요.

실제로 소음순 성형수술을 하고 소음순에 문제가 생긴 사람도 많이 있습니다. 소음순은 질 입구를 살짝 막고 있기도 한데, 소음순을 심하게 제거한 경우 수영장이나 목욕탕 이용 시 쉽게 감염될 수 있고, 옷에 쓸려 상처가 나기도 합니다. 성감이 낮아지기도 하고요. 따라서 기능에 심한 문제가 있는 경우가 아니라면 성기에는 어떤 시술도 하지 않는 게 좋습니다.

음핵

소음순의 살이 모아지는 윗부분에 있는, 팥알보다 작은 돌기가 음핵이에요. 눈으로도 확인할 수 있지만, 손가락으로 살짝 만져 보세요. 찌릿한 감각이 느껴질 거예요. 이 음핵은 남자의 음경과 상동기관(성적으로 분화되기 전에 같은 기관이었단 뜻이에요)인데, 성기를 관찰할 때 머리 부분만 보이지만 실제로는 훨씬 길게 몸속으로 들어가 있습니다.

음경과 상동기관이라고 하지만, 요도관이 있는 음경과 달리 여자의 음핵은 성감만을 느끼게 발달했어요. 남자도 여자도 성적으로 흥분하면 성기로 피가 몰려서 충혈이 되는데(이것이 남자에겐 발기로 나타나죠) 이때 음핵도 같이 커져요.

그런데 음핵은 신경다발이 많이 분포해 있어서 남자의 음경 귀두보다 두 배나 더 예민하기 때문에(남자의 음경 귀두엔 4천 개의 신경다발이 분포하는데, 여자의 음핵 귀두엔 8천 개의 신경다발이 분포해 있어요) 성행위를 할 때 직접 손으로 강하게 만지거나 길게 자극을 주면 '좋다'는 감각보다 '아프다'는 감각을 느낄 정도로 예민한 부분이에요. 그래서 성적 쾌감을 얻기 위해 음핵을 만질 때는 부드럽게 만져야 하는 거예요.

음핵은 영어로 '클리토리스clitoris'라고 하는데 '숨어 있다'란 뜻이라고 해요. 음핵은 여자가 성적으로 강하게 흥분하면 음핵 포피의 안쪽으로 숨었다가(자극이 너무 심해서), 흥분이 약해지면 다시 나오기 때문에 그런 이름이 붙었나 봅니다.

요도

요도는 말 그대로 '오줌 길'이에요. 근육으로 되어 있고, 방광에서 소변을 배출하는 길이에요. 요도의 끝에 위치해 몸 밖으로 열린 입구를 '요도구'라고 하는데, 질 입구와 음핵 사이에 있어요. 요도의 입구는 아주 작아서 잘 보이지 않을 수도 있어요.

여자의 요도구는 남자와 달리 항문하고 아주 가깝기 때문에 오염되면서 염증이 생길 수 있어요. 이 때문에 소변을 보거나 대변을 보고 나면, 휴지를 앞에서 뒤로 닦아야 합니다. 처음 성관계를 할 때 남자의 성기에 있는 있는 대장균 같은 병균 때문에 방광염이 생기기도 합니다.

방광염이 생기면 소변을 볼 때 찌릿찌릿하거나 아프기도 하고, 소변을 봐도 시원하지 않거나, 자꾸 소변을 보고 싶은 느낌이 들기도 해요. 만약 그런 증상이 있다면 비뇨기과나 산부인과 병원에 가서 치료를 받아야 합니다. 방광염에 걸렸더라도 초기에 치료하면 곧 좋아지니까 너무 걱정하지 않아도 됩니다.

비뇨기 감염을 줄이는 방법

- 물과 크랜베리 주스와 같은 음료를 많이 마셔요.
- 소변이 마려울 때는 참지 말고 빨리 누어요.
- 배변 후에는 항상 앞에서 뒤로 닦아요.
- 성교 전후에는 되도록 소변을 누어서 방광을 비워요.
- 스프레이, 파우더, 질 세정제 등을 사용하지 않아요(의사의 지시가
  있을 경우에만 사용합니다).

질막

질막은 여자의 질 앞부분을 불완전하게 막고 있는 근육 조직을 말해요. 예전에는 '처녀막'이라고 부르기도 했어요. 질막은 불완전한 결합조직(오리의 물갈퀴처럼 갈라진 조직 사이를 메우는 조직)이어서 질막이 질 입구를 완전하게 막고 있는 경우는 아주 드물어요. 간혹 질막이 질 입구를 완전히 막아 월경 피가 밖으로 나오지 못하는 경우가 있어요. 혹시 열다섯 살이 되도록 초경을 하지 않고 한 달에 한 번 배가 아프다면 산부인과 병원에 가서 검진을 받아보는 것을 추천합니다.

질막은 거의 모든 여자가 가지고 태어나는데('거의'라는 말을 사용한 이유는 질막이 없어 보이는 경우도 있기 때문이에요), 그 생김

새나 두께는 다 달라요. 동그랗기도 하고 아니기도 하고, 구멍이 여러 개가 있거나 하나만 있기도 해요. 또 사람마다 달라서 신축력이 강한 경우도 있고 두껍거나 아주 얇은 경우도 있어요. 심지어 긴 틈이 있는 경우도 있지요.

그래서 어떤 사람은 성관계를 한 번 해도 파열되지만 어떤 사람은 성관계를 여러 번 해도 찢어지지 않기도 한답니다. 두께가 아주 얇은 경우는 태권도 발차기나 스트레칭, 발레의 다리 찢기, 자전거 타기, 승마 등을 하다가도 찢어질 수 있는데, 조직이 얇으면 피가 밖으로 나오지 않고 질 안으로 스며들기도 해서 정작 본인도 모르고 지나가는 경우가 꽤 있다고 합니다.

왜 이렇게까지 자세히 설명하는지 눈치챘나요? 그 이유는 아직도 남아 있는 '처녀막 신화' 때문입니다. 첫 성관계인 경우 질막이 찢어지며 꼭 피가 나온다고 생각해서 이것을 여자의 순결을 가늠하는 잣대로 삼아왔는데요, 의학적으로 잘못된 정보입니다. 실제로 첫 경험에 피가 나는 경우는 전체 여자의 절반 정도밖에 안 된다고 해요.

그런데 순결은 어떤 상태라고 생각하나요? 만일 질막이 순결의 기준이라면 결국 삽입이 기준이라는 말인데, 그러면 삽입만 하지 않았다면 순결한 걸까요? 물론 몸과 마음의 순결은 소중한 것이고, 그것을 사랑하는 사람과 나눌 수 있다면 더없이 좋은 일이죠.

하지만 꼭 첫 경험만 중요하게 여길 것이 아니라, 우리가 누군 가를 만나 사랑할 때는 언제나 순결함을 가지고 만나야 하지 않 겠어요? 오직 그 사람을 향하는 마음을 가지고, 내 마음의 정조 를 지키며, 최선을 다하는 것이야말로 진정한 순결함 아닐까요? 자신이 생각하는 순결은 어떤 것인지 이번 기회에 곰곰이 생각 해봤으면 좋겠어요.

바르톨린선

바르톨린선은 완두콩 크기의 분비샘으로, 질 입구의 앞쪽과 소 음순의 4시와 8시 방향에 있어요. 바르톨린선에서는 여자가 성 적으로 흥분했을 때 분비물이 한두 방울씩 나와서 질의 윤활을 도와줘요.

질

보통 여자의 성기를 '질'이라고 부르는데, 그것은 사실 정확한 명칭이라고 할 수 없어요. 질은 여자의 성기 전부를 지칭하는 게 아니라 외음부 중 질 입구에서 자궁의 입구로 이어지는 통로 (길) 부분을 말해요. 한국 여자의 질 길이는 보통 7~14센티미터 정도 된다고 하는데, 질의 길이나 생김새는 키나 몸무게와 전혀 상관없습니다. 그래서 키가 큰 여자가 질이 짧을 수도 있고, 키 가 작은 여자가 질이 길 수도 있습니다.

질은 산도birth canal라고도 하는데, 아기를 낳을 때 아기가 자궁으로부터 이곳을 통해 나오기 때문이에요. 월경할 때 월경혈이 흘러나오고, 성관계할 때 남자의 음경이 삽입되는 통로이기도 합니다.

질은 평소엔 바람 빠진 풍선처럼 질벽이 거의 붙어 있는데, 성관계할 때 남자의 음경이 들어가면 그만큼 넓어져요. 출산할 때는 아기가 통과할 정도로 확장되죠. 아기가 나오기 쉽게 돕는 여러 가지 호르몬들의 작용으로 질이 넓어집니다.

질은 안쪽으로 갈수록 신경이 거의 분포하지 않기 때문에 접촉하는 감각에 민감하지 않아요. 즉 질 입구와 가까운 부분은 성감대로서 성감이 예민하지만, 깊이 들어갈수록 신경이 덜 분포되어 있고 더 둔해지지요. 그래서 자궁경부암 검사를 할 때도 자궁경부(자궁의 입구)를 면봉으로 문질러 조직검사를 하지만 거의 감각이 없어요.

이것은 자궁 입구의 통로가 크게 확장되어 출산을 해야 하는 여자로서 고마운 일이죠. 만약 질이나 자궁경부의 감각이 예민하다면 아기를 낳을 때 얼마나 심하게 아프겠어요? 말단 신경이 거의 없기 때문에 아기를 낳을 때 자궁의 입구와 질 안쪽에서는 고통이 그다지 심하게 느껴지지 않는 거예요. 자연의 섭리가 참 대단하죠?

질액

여자로서의 변화는 가슴뿐만 아니라 성기에서도 일어나는데, 첫 월경을 하기 한두 해 전부터 질에서 액체가 분비되기 시작해요. 이 액체는 보통 연한 우윳빛이거나 투명한데, 속옷에 묻으면 좀 더 노랗게 색깔이 진해지죠. 혹시 본 적 있지 않나요? '갑자기 왜 이런 게 나올까', '혹시 병에 걸린 건 아닐까?' 하면서 혼자 고민해본 적도 있을지 모르겠네요. 하지만 나쁜 냄새가 나거나 색이 이상하다면 모르지만, 대부분 자연스러운 것이니 전혀 걱정할 필요가 없습니다.

보통 배란기(난자가 나오는 시기)가 되면 질 점액은 투명해지고 실처럼 늘어질 정도로 묽어지는데, 성관계를 하며 남자 정액 속의 정자가 여자의 자궁 속으로 쉽게 헤엄쳐 들어가게 하기 위한 것이라고 해요. 배란기가 지나면 여자의 질 점액은 농도가 훨씬 진해져서 끈적이는 상태가 되는데, 이 시기에는 아무래도 정자가 자궁 속으로 들어가기가 배란기의 맑은 점액 상태 때보다 쉽지 않을 거예요. 생식을 위한 자연의 배려가 참 대단하다는 생각이 들지 않나요?

침이 입안을 촉촉하게 해주고 눈물이 눈을 촉촉하게 유지해주는 것처럼 질의 점액도 질을 촉촉하고 매끄럽게 해줍니다. 그리고 질액은 산성이에요. 이 질액은 평소에 질 안에 있는 균들을 억제하는 등 질의 환경을 조절하고, 질 안을 씻어내는 자정작용을 하는 거예요. 질액의 양과 내용물은 나이, 월경주기, 스트레스, 영양 상태, 임신, 복용하는 약 등에 의해 영향을 받습니다. 시험 준비나 심한 운동, 일 때문에 몸이 너무 피곤하거나 신경을 많이 쓰면, 면역력이 떨어져서 질염에 걸리기도 하니 평소에 자신의 성건강을 잘 돌봐야 해요. 그리고 스트레스를 너무 많이 받지 않고 신체적, 심리적으로 자신을 잘 관리하는 것이 정말 중요해요.

성관계할 때 여자가 흥분하면 질액이 충분히 나오는데, 이 질액은 남자의 성기가 여자의 질 안으로 삽입될 때 매끄럽도록 해주기 때문에 성관계를 즐겁게 합니다. 그러니까 성관계를 한다면, 여자의 질액이 충분히 분비되도록 남자는 정성껏 애무해주는 것이 필요해요.

내성기를 알아보자

이제 몸 안쪽을 살펴볼까요? 눈으로 확인하기는 어려운, 몸 속에 있는 성기관으로는 자궁, 난관, 난소가 있어요. 사춘기에 이러한 기관들이 성장하면서 어른이 되죠. 하나씩 살펴볼게요.

자궁

자궁은 속이 빈 서양배 모양의 기관으로 질의 꼭대기 부분에 위

내성기

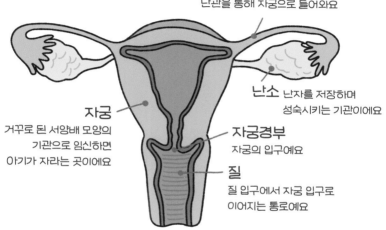

난관
난소에서 난자가 나오면
난관을 통해 자궁으로 들어와요

난소 난자를 저장하며
성숙시키는 기관이에요

자궁
거꾸로 된 서양배 모양의
기관으로 임신하면
아기가 자라는 곳이에요

자궁경부
자궁의 입구예요

질
질 입구에서 자궁 입구로
이어지는 통로예요

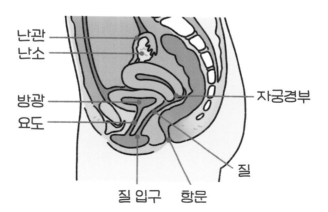

난관
난소

방광
요도

자궁경부

질

질 입구   항문

치하고 있어요. 자궁은 말 그대로 '아기의 집'이란 뜻으로, 수정란이 자궁 내벽에 자리를 잡으면 영양분을 공급하고 아기를 키우는 주된 기능이 있는 곳이에요. 분홍색을 띤 근육성 기관으로, 임신하지 않은 상태의 자궁 크기는 자신의 주먹만 해요. 인대가 있어서 배 속에서 자궁을 지탱할 수 있답니다.

자궁경부

자궁의 입구인 자궁경부는 가운데 아주 작은 구멍이 나 있는 도넛처럼 생겼어요. 그 작은 구멍으로 월경혈도 나오고, 분비물도 나오고, 아기도 나오지요. 배란주기에 따라 경부는 아주 입술처럼 부드러운 상태가 되기도 하고, 딱딱해지기도 합니다. 자궁의 입구는 질 쪽으로 열려 있지요.

난관(수란관)

자궁의 끝에는 수란관(난자를 받는 관)이라고도 부르는 나팔 모양의 관이 양쪽으로 열려 있습니다. 각 관의 길이는 10센티미터 정도이고 그 끝은 자궁의 왼쪽과 오른쪽에 위치한 난소 쪽으로 각각 뻗어 있어서, 난소에서 성숙한 난자가 나오면 난관을 통해 자궁으로 들어오게 된답니다. 난자가 정자와 만나는 곳도 난관입니다.

난소

난소는 난자를 저장하며, 성숙시키는 기관이에요. 그리고 여성 호르몬인 에스트로겐, 프로게스테론과 남성호르몬인 테스토스테론을 분비하는 내분비 기관이기도 해요. 여자는 남자와 달리 태어날 때 200만 개의 난자를 원시세포 형태로 가지고 있어요. 사춘기가 되어 생식기관이 성숙하면서 초경*을 하게 되면 그때부터 난소는 월경주기에 맞춰 400~450개의 난자를 한 달에 한두 개씩 성숙시켜서 내보내고, 그것이 끝나면 여자는 더는 월경을 하지 않는 폐경(완경, 보통 49~53세 사이)*을 하게 됩니다.

난자

여자의 난소에서 만들어져 한 달에 한 번 배란됩니다. 난자는

초경

초경은 첫 번째로 나오는 월경을 뜻하는데, 이때부터 월경주기가 시작됩니다. 초경은 마치 속옷에 초콜릿이 묻은 것처럼 끈적한 혈액이 조금 묻는 것으로 시작되기도 합니다. 초경을 시작한 후라도 처음에는 월경이 규칙적으로 매월 나오지 않는 경우가 많으니 걱정하지 마세요.

여자의 유전자(염색체)를 가지고 있어요. 성숙한 난자의 크기는 0.2밀리미터이고, 사람의 몸에서 가장 크고 둥근 세포입니다.

폐경(완경)

여자는 평생 생식이 가능한 남자와 달리 초경을 시작하고 400~450회 정도의 월경을 하고 나면(대개 49~51세) 난소에서 더는 난자를 생산하지 않게 되고 에스트로겐도 거의 나오지 않게 됩니다. 그것을 폐경, 혹은 완경이라고 하지요. 폐경은 '월경을 더는 하지 않는다'라는 뜻이고, 완경은 좀 더 긍정적으로 '생식의 임무를 완수했다'라는 의미로 부르는 이름입니다. '완경'이란 말이 훨씬 긍정적인 느낌을 주지만, 사회나 의학계, 병원에서는 여전히 '폐경'을 더 많이 사용하기에 두 단어를 다 알아두는 게 좋아요.

폐경을 하면 더 이상 임신이 불가능해집니다. 그뿐 아니라 여성호르몬이 거의 분비되지 않아 사춘기처럼 몸과 마음에 많은 변화가 일어난답니다. 30대 이후 완만하게 성호르몬이 줄어드는 남자와 달리 여자는 폐경기에 급격하게 호르몬의 변화가 일어나요. 얼굴이 달아오르고, 식은땀이 나고, 잠을 자기 힘들고, 감정변화가 심해지는 등 몸과 마음의 변화를 겪기도 합니다. 나이가 만 50세 이상이고 1년 동안 월경이 없거나, 만 50세 미만이지만 2년 이상 월경이 없다면 폐경이 된 거라고 봅니다.

청결하고 따뜻하게 관리하기

여자가 성기를 관리하는 방법은 우선 성기와 그 주변을 청결하게 하는 것입니다. 남자나 여자의 성기는 모두 주름이 많고 촉촉하기 때문에 늘 잘 씻고 깨끗하게 유지하는 습관을 들이는 것이 좋아요.

자기의 성기를 손으로 만지지 못해서 샤워기의 물줄기로만 씻는 친구들이 있는데, 그러면 구석에 낀 치구(소변 찌꺼기, 속옷 먼지, 땀 등이 섞인 연노란색의 찌꺼기)가 깨끗하게 씻기지 않으니 꼭 손가락을 이용해 구석구석 씻는 게 중요해요. 그런데 손톱이 너무 길고 날카로우면 다칠 수 있겠지요? 그리고 가급적 향이나 색이 진한 휴지나 비누는 사용하지 않는 것이 좋아요.

의사가 질 세정제를 사용하라고 처방한 것이 아니라면 깨끗하고 미지근한 물로만 씻어도 충분해요. 월경 중에는 외성기에 묻은 피가 공기와 만나서 나쁜 냄새가 나기도 하니까, 이때는 순한 비누로 외음부 바깥을 깨끗이 씻으면 돼요. 참, 월경 중에 나쁜 냄새가 날까 봐 성기 부분에 향수를 뿌리면 오히려 더 안 좋은 결과를 가져올 수 있으니 절대로 하지 마세요!

속옷 하나를 더 입으면 여자의 성건강이 더 좋아진다는 말도 있는 만큼 하체를 따뜻하게 하는 것이 좋습니다. 하체가 차가우면 월경통이 심해지는 경우가 많아요. 여자의 난소는 몸의 가장 깊은 곳에 있기 때문에 난자가 건강하려면(난자가 건강하다는 건 여자의 생리가 원활하다는 거니까요) 몸을 따뜻하게 유지해야 해요.

요즘 건강한 남녀가 만나도 임신이 되지 않는 경우가 많은 이유를 일부 학자들은 여자의 몸이 차가워지고, 남자의 몸은 더워졌기 때문이라고 말합니다. 그러니까 차가운 음료를 자주 마시지 말고, 차가운 데 앉지 말고, 평소에 몸을 따뜻하게 해줘야 합니다.

질염

남자와 달리 여자의 성기관은 구조적으로 열려 있습니다. 그래서 외부에서 나쁜 균이 들어오기 쉬워요. 혹시 성기 근처가 자꾸 가렵고 화장실에 갈 때 불편한 적이 있었나요? 나쁜 냄새가 나거나 평상시와 색깔이 다르고, 거품이 나거나 치즈 알갱이 같은 분비물이 나오고, 혹은 가렵거나 아픈데 뭔가 창피하고 부끄러워서 엄마에게도 말하지 못하고 혼자 끙끙 앓고 있진 않지요?

만약 그런 증상이 있다면 감추기보다는 병원에 빨리 가서 제대로 진료를 받고 치료해야 합니다. 질염일 수도 있거든요. 질염은 초기에 병원에 가면 쉽게 치료됩니다.

질염은 여자들이 감기처럼 흔하게 앓는 질병으로 여자의 70퍼센트가 평생 한 번 이상 걸린다고 합니다. 이런 질 감염에는 어떤 것들이 있는지 잘 알아야 자신의 성건강을 잘 관리할 수 있겠죠? 대체로 잘못된 뒷물 습관, 환경호르몬의 유입, 수면부족, 과다한 당류 섭취, 시험이나 과로 같은 육체적, 심리적 스트레스 때문에 생겨요. 또는 성관계를 한 뒤 나쁜 균이 질 안으로 들어오거나 질 안의 균들이 면역력이 떨어져서 질염에 걸리게 됩니다.

그럼 질염에 어떤 종류가 있는지, 또 각자 어떤 증상이 있는지 자세히 알려줄게요. 아래의 증상 중에 혹시 내게도 해당되는 것이 있는지 한번 살펴볼까요?

박테리아성 질염

질염 중에서 가장 흔하게 나타나는 것인데, 질 내부에 있는 안 좋은 박테리아가 갑자기 많이 늘어서 생기는 염증입니다. 증상은 가렵거나 뾰루지가 생기고, 소변을 볼 때 묵직한 통증을 느끼며, 비린내가 나는 분비물이 나오는 것입니다. 박테리아의 종류에 따라 불그스름하거나 푸르스름한 냉이 나오기도 합니다.

효모 감염

질 안에 있던 효모의 곰팡이가 어떤 이유로 불어나서 생기는 질염입니다. 하얗고 부드러운 치즈 찌꺼기나 순두부 같은 분비물이 많이 생기고, 심하게 가려우며, 성기가 붉어지기도 합니다. 만약 성기가 가렵고 평소와 다른 분비물이 많이 나오면 이 질염을 의심해보는 게 좋습니다.

대부분의 질염은 여성의학과나 산부인과에서 항생제와 간단한 질정제 처방으로 쉽게 치료가 됩니다. 그러니까 혼자서 걱정하지 말고 병원에 가 빨리 치료하면 된답니다. 만약 동행해줄 어른이 없어도 혼자서도 할 수 있을 거예요. 꼭 병원이 아니더라도 보건소에서도 치료받을 수 있으니 절대 혼자 고민하지 마세요.

여자 성기 관리법

◆ 너무 자주 씻지 않아도 됩니다. 우리 몸의 피부는 물에 자주 닿으면 건조해질 뿐 아니라, 외음부와 질에 만들어진 유익균도 씻어내서 면역력을 떨어뜨립니다. 성기라고 특히 더러운 부분이 아니니 샤워할 때 몸의 다른 부분을 씻는 정도로만 씻는 게 좋습니다.

◆ 청결제를 자주 사용하지 않는 것이 좋고, 특히 질 속까지 씻는 것은 좋지 않습니다. 외음부를 씻을 때는 향이 없는 수성크림을 사용하고, 거품비누는 사용하지 않는 것이 좋아요.

◆ 물기를 제거할 때는 문지르지 말고 수건으로 톡톡 가볍게 찍어내듯 하는 게 좋습니다. 간혹 드라이어로 말리는 경우도 있는데 건조해져서 감염의 위험이 더 늘어날 수 있으니 사용하지 않는 게 좋아요.

◆ 혹시 무슨 문제가 생기면 증상에 따른 약물이나 연고는 의학 전문가의 도움을 받아 사용하도록 합니다.

◆ 외음부의 왁싱이나 면도를 피하고 꽉 조이는 옷을 입지 않습니다.

◆ 질염이 잦으면 유산균 종류인 프리바이오틱스를 3개월간 충분히 먹는 것이 도움이 됩니다.

월경

월경은 성 건강의 기준

어른이 된 여자와 떼려야 뗄 수 없는 게 있습니다. 바로 월경
(생리)입니다. 사춘기를 맞으면 가슴에 멍울이 생기고, 가슴이 커
지면서 첫 월경을 하게 됩니다. 그것을 초경이라고 하죠.

첫 월경을 하는 시기는 사람마다 다른데, 우리나라 여자 청소년
은 보통 만 9~16세 사이에 초경을 하는 경우가 많습니다. 과거보
다 그 시기가 많이 빨라졌어요. 아무래도 과거보다 영양 상태가
좋아지고, 미디어로 인해 성적인 자극을 많이 받아서 성장의 속도
가 빨라지는 것 같습니다. 성적 자극을 받으면 아무래도 성호르몬
이 더 많이 분비될 테니까요. 초경을 한 뒤 여자들은 만 49~51세

정도에 폐경을 하기 전까지 매달 월경을 하게 됩니다.

그런데 너무 마르거나(지방의 양이 전체 몸무게의 17~18퍼센트가 되지 않는 경우) 비만이면 월경을 하지 않기도 합니다. 청소년기에 정상 체중임에도 무리하게 다이어트를 하는 경우도 봤는데 월경에 영향을 미칠 수 있어서 권하지 않아요.

심리적으로 스트레스가 많거나 시험 등으로 육체적으로 힘들거나 운동을 심하게 하는 경우에도 월경이 늦어지거나 하지 않고 넘어갈 수도 있습니다.

월경을 한다는 건 이제 아이가 아니라 여자 어른이 되어 몸이 다 컸다는 뜻이고, 남자와 성관계를 하면 아기를 낳을 수도 있다는 뜻입니다. 월경을 한 달에 한 번 꼭 찾아오는 귀찮은 불청객처럼 생각하지는 않나요? 얼마 전에 끝난 것 같은데 어느새 한 달이 지나다니 하면서 말이에요.

매월 일주일가량 월경에 붙들려 자유롭게 움직이기가 어렵고, 허리랑 머리도 아프고, 속도 메스껍고, 월경혈 특유의 냄새가 날 수도 있기 때문에 환영하는 마음이 들지 않는 것은 이해합니다. 하지만 월경이 규칙적이고 순조롭다는 것은 여자로서 건강하다는 뜻이므로 실제 월경이 갑자기 멈추거나 월경에 이상이 생기면 더 걱정되지 않을까요?

왜 여자는 월경을 하는 걸까요? 자궁은 난자가 나올 때쯤 아기가 자랄 수 있는 환경을 만들어요. 난소를 자극하는 호르몬이 분비되면 난소 안의 난포가 성숙하게 됩니다. 한 달에 한두 개의 난포가 난자로 성숙해 배출되면 난관을 통해 난자는 자궁으로 여행을 시작합니다. 호르몬이 일을 하면 동시에 자궁 안쪽의 점막이 두꺼워지면서 수정란을 착상시킬 준비를 합니다.

배란 이후에 난자가 정자를 만나지 못하면(수정란이 되지 못하면) 하루 만에 죽고, 아기를 품을 준비를 하던 자궁 내 점막과 함께 떨어져 밖으로 나오는데, 이것이 바로 월경입니다. 그래서 월경혈에는 죽은 난자와 자궁내막 조직들, 약간의 정맥피가 섞여 나오는 거예요. 이 때문에 월경대(생리대)에 간혹 핏덩어리가 보이기도 하는데, 바로 자궁내막 조직입니다. 그리고 월경은 소변처럼 참을 수 있는 것이 아니에요. 여자의 몸은 건강상 심각한 문제가 없으면 매달 이런 과정을 규칙적으로 반복합니다.

월경주기를 아는 게 왜 중요할까?

자신의 월경주기를 아는 것은 성건강을 관리하는 데 많은 도움이 돼요. 청소년의 평균 월경주기는 21~45일 정도이고(성인의 평균 월경주기는 21~35일) 월경기간은 대체로 7일 미만입니다. 그보다 짧거나 길면 병원에 가서 진료를 받는 게 좋을 거예요. 꼭 문제가 있어서라기보다는 점검의 의미로요.

실제로 월경주기가 너무 짧거나 길면 임신에 어려움을 겪을 수 있습니다. 임신을 원하지 않으면 상관없지만, 원하는데도 임신을 하기 어렵다면 참 힘들겠죠? 그래서 초경을 하고 일 년쯤 지나 자신의 월경주기가 규칙적으로 안정되면 산부인과에 가서 난소 상태 등 여러 가지 검진을 해두면 좋을 것 같아요.

월경주기는 월경이 시작된 날부터 다음 월경이 시작하는 날까지의 일수를 6개월에서 1년 동안 달력이나 수첩에 표시하고 추적해보면 알 수 있어요. 그럼 대략 자신이 얼마 만에 월경을 하는지를 알게 돼요. 그것이 바로 내 월경주기가 되는 거예요.

다시 말하지만, 월경주기는 월경의 간격과 기간을 이야기하는 것이지, 며칠에 시작했는지를 계산하는 것이 아니에요. 요즘은 월경시작일을 입력하면 다음 월경예정일을 계산해주는 앱도 있으니 편리한 걸 이용하면 되겠네요.

자신의 월경주기를 알면 언제쯤 다음 월경이 시작될지를 알 수 있기 때문에 월경용품을 미리 준비해 다니고 자신의 월경 증상에도 대비할 수 있으니 월경이 시작해도 당황하지 않을 수 있어요. 피임을 할 때도 도움이 됩니다.

월경은 보통 3~7일 정도 하는데, 첫째 날과 둘째 날에 월경혈이 좀 많이 나오고, 그다음 날부터는 양이 점점 줄어요. 월경 때 흘리는 피의 양은 30~90밀리리터 정도라고 해요. 작은 요구르트병 하나도 안 되는 양이죠. 생각보다 소량이지만 혹시 월경 때문에 빈혈이 생긴 것 같으면 의사를 찾아가 도움을 받기 바랍니다.

월경통이 심해요

월경할 때는 대개 가슴이 커지고 무거운 느낌이 들고, 여드름이 나기도 하고, 몸이 평소와 다른 것을 느끼기도 합니다. 월경할 때 몸이 좀 처지는 느낌이 들거나 신경이 예민해지는 것, 허리와 아랫배가 좀 아픈 것은 지극히 정상이에요.

월경통이 생기는 이유는 월경할 때 일어나는 호르몬의 변화 때문이기도 하고, 자궁 근육이 수축하면서 내막이 떨어질 때 생기는 통증 때문이기도 합니다. 배에 가스가 찬 듯 빵빵해지고, 허리가 아프고, 어지럽거나 메스껍기도 해요. 이 외에도 몸이 붓는 것 같은 느낌 등 불편한 증상들이 다양하게 나타나지요.

월경통 때문에 배가 아프면(병이 있어서가 아니라 유전적, 생리적 이유로) 월경이 시작할 즈음에 진통제를 먹는 것도 도움이 됩니다. 산부인과 의사와 상의해서 피임약을 복용하는 것도 괜찮아요. 피임약은 통증도 완화해줄 뿐만 아니라 월경주기를 조절해주기도 하고, 월경의 양을 줄여주기도 하니까 말이에요.

월경통이 심하면 집중이 잘 안 되기도 해요. 그래서 평상시엔 아무렇지도 않았던 것에 예민해지고 신경이 날카로워지는 경우가 많아요. 이때는 자기가 좋아하는 것을 하면서 집에서 따뜻하고 편안하게 쉬는 게 상책이지요.

아랫배와 몸을 따뜻하게 하면 조금 더 편한 월경기간을 보낼 수 있을 거예요. 양말도 신고 속옷도 하나 더 입으세요. 샤워할 때 따

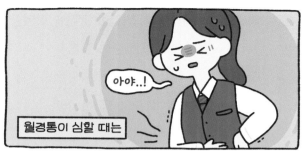

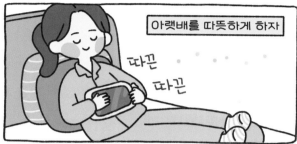

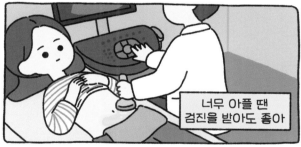

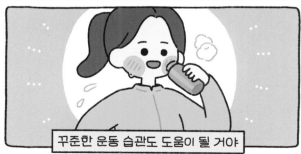

뜻한 물로 아랫배를 마사지하거나, 뜨거운 수건을 비닐봉지에 넣어 핫팩으로 만들어 아랫배에 대면 통증이 훨씬 나아질 거예요.

목욕탕에는 들어가지 마세요. 월경 중에는 자궁경부가 열려 있고 자궁 내막이 헐어 있는 상태이기 때문에 목욕탕에 들어가는 것은 좋지 않습니다. 또 자극적인 음식이나 유제품은 먹지 않는 것이 좋아요.

여자의 생식에 가장 중요한 부분인 자궁과 난소가 왜 몸의 정중앙에 있을까요? 여자의 몸이 따뜻해야 건강한 난자를 만들어 내보낼 수 있기 때문이에요. 평상시에도 몸을 차갑게 하는 냉수, 얼음물, 아이스크림 같은 것보단 미지근하거나 따뜻한 음료를 마시고, 너무 얇은 옷이나 꽉 끼는 바지를 입지 않으면 월경통을 줄이는 데 도움이 될 거예요.

어지럽거나 집중이 잘 안 되고, 배가 아프거나 종종 구토 증세가 있는 등 일상생활이 힘들 만큼 월경통이 심한 경우는 자궁에 혹이 생기거나 어딘가 문제가 있는 것일 수 있어요. 이럴 때는 꼭 산부인과에 가서 검진을 받아 보는 것이 좋아요. 보통 친구나 엄마에게 조언을 구하는 경우가 많은데, "나도 그랬는데 지금은 괜찮아졌어"라는 말을 듣고 병을 키우는 경우도 꽤 있기 때문입니다.

월경통이 심할 경우 이것이 단순히 자궁내막을 배출하기 위해 근육이 수축하며 아픈 건지, 혈액순환이 잘 되지 않아 자궁근육이 뭉쳐서 그런 것인지, 혹이나 자궁내막증 같은 다른 질병 때문인지 알아보고 조기에 치료해야 합니다.

여성병원에 가면 다리를 벌리고 앉는 의자에서 진료를 받아야 한다는 게 부끄럽거나 무섭다고요? 나이가 어린 여자는 초음파로 검진을 하는 경우가 많아요. 편하게 누워서 배 위에 초음파 촬영에 필요한 젤을 바르고 간단한 기구로 마사지하듯이 배를 잠깐 문지르는 것이라 힘들지 않아요.

검진을 통해 얼마나 많은 사람들이 나쁜 병을 예방하거나 병을 치료해 나았는지를 생각하면, 산부인과 검진이 생각만큼 힘들지 않을 거예요. 산부인과 검진도 치과 검진과 다를 바가 없다고 생각하면 좋겠어요.

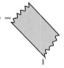

다낭성난소증후군

다낭성난소증후군은 난소나 부신에 문제가 있으면 생기는 증상입니다. 이런 경우 배란이 불규칙하여 일 년에 한두 번밖에 월경을 하지 않습니다. 개인차가 있지만 체중이 크게 증가하거나, 얼굴과 몸에 털이 많아지고, 여드름이 나는 등 다양한 증상이 생깁니다. 다낭성난소증후군을 치료하기 위해 호르몬제를 사용하여 월경을 유도하기도 합니다. 체중을 조절하고 생활습관을 개선하는 것도 도움이 됩니다.

월경전 증후군

월경전 증후군PMS: Premenstrual Syndrome은 월경 전에 갑작스럽게 우울함과 분노, 피곤함, 무기력함을 느끼고, 가슴과 아랫배가 아프고, 두통이 심하며, 소화가 잘 안 되고, 몸이 붓는 등 다양한 증상이 나타나는 것을 말합니다. 여자의 80퍼센트 정도가 경험한다고 하는데, 증상이 약 200종이나 된다고 해요.

월경전 증후군은 월경을 하기 전 경험할 수 있는 가장 흔한 증상이지만, 이 증상이 심하다면 혼자 참지 말고 산부인과 병원을 찾아서 전문가의 도움을 받는 것이 좋아요. 아직까지 정확한 원인을 찾아내지는 못했지만, 호르몬 양의 변화, 비타민이나 무기질의 부족, 흡연이나 카페인 섭취, 감염 등이 원인일 수 있어요.

월경통이나 월경전 증후군을 예방하려면 기본적인 생활습관을 바로잡아야 합니다. 술, 카페인, 설탕을 피해야 하고, 짜게 먹는 것도 좋지 않아요. 적당한 유산소 운동을 규칙적으로 하는 것도 도움이 됩니다.

유산소 운동에는 걷기, 등산, 배드민턴, 체조, 수영, 자전거 타기, 춤 등이 있는데, 특히 우리 여학생들이 운동을 많이 하지 않는 것 같아 걱정이에요. 틈날 때 자주 걷고 좋아하는 운동을 한 가지 정도 만들면 좋을 거예요.

그 외에 칼슘, 마그네슘, 비타민B6, 비타민E 등을 챙겨 먹는 것도 좋습니다. 다시 강조하지만, 월경은 여자에게 건강의 바로미터라고 할 만큼 중요합니다. 그러므로 내 몸을 건강하게 유지하고 관리하는 것은 나 자신을 잘 돌보는 똑똑한 일이라고 할 수 있습니다.

⇨ 월경용품의 종류

장점

- 흡수력이 좋은 종이로 만들어 착용이 간편하고 휴대하기가 쉬워요.

단점

- 화학약품을 사용하기 때문에 피부에 문제가 생기기도 해요.
- 잘 썩지 않기 때문에 환경에 해로운 영향을 끼쳐요.

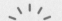

일회용 월경대 (생리대)

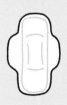

종류

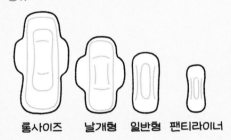

룡사이즈   날개형   일반형   팬티라이너

사용법

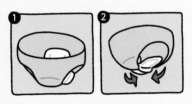

① 생리대 뒷면에 붙어 있는 종이를 떼어내어 속옷 안쪽 면에 붙여요.

② 날개형이라면 날개를 뒤로 접어 붙여요.
③ 교체할 때는 새 생리대를 뜯은 포장지로 사용한 생리대를 돌돌 말아 접은 다음 쓰레기통에 버려요. 변기 안에 버리면 하수도관이 막혀요.
④ 하루에 3~4번 정도 생리대를 교체해야 세균 감염을 막을 수 있어요. 양이 많은 날에는 생리대를 자주 갈아야 해요.

장점

- 면으로 만들어서 화학약품으로부터 안심할 수 있어요.
- 사용 후 깨끗하게 빨고 삶아 햇빛에 말려 사용한다면 경제적이고 위생적이에요.
- 일회용 월경대를 사용하면서 피부에 알레르기가 생기는 경우에 면 월경대를 사용하면 좋아요.
- 일회용 월경대보다 월경혈 냄새가 나지 않아요.

단점

- 사용했던 월경대를 관리하고 휴대하기가 일회용 월경대보다 불편할 수 있어요. 사용한 면 월경대는 돌돌 말아 휴대용 파우치에 넣어두었다가 집에서 세탁하면 됩니다.

사용법

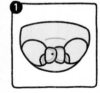

천연
면 월경대

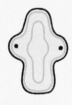

① 면 생리대를 속옷 안쪽에 붙이고 날개를 뒤로 접어 똑딱단추로 고정해요.
② 사용한 면 생리대는 핏자국을 찬물로 가볍게 헹군 뒤 비누나 세제로 거품을 내어 6시간 이상 물에 담가두어요. 그런 다음 손빨래하여 햇볕에 말려 다시 사용합니다.

월경컵 (생리컵)

장점

- 천연고무로 만들어 알레르기 걱정이 없어요.
- 질 속에 넣기 때문에 밖으로 월경혈이 새지 않고, 수영을 비롯한 다양한 운동을 자유롭게 할 수 있어요.
- 씻어서 말려 잘 보관하면 오래 사용할 수 있어서 경제적이에요.
- 삶아서 사용할 수 있어 위생적이에요.
- 쓰레기가 생기지 않아 지구환경에도 좋아요.

단점

- 외출 시 여러 사람이 함께 사용하는 공용 화장실인 경우 교체하기 불편할 수 있어요.

사용법

① 손을 잘 씻고 월경컵을 접어요.

② 앉거나 무릎을 굽힌 상태로 한 손으로 외음부를
벌려 다른 손으로 월경컵을 질 안으로 밀어 넣어
요. 펼쳐지지 않으면 생리컵을 손가락으로 돌려
주며 생리컵이 펼쳐지도록 해요.

③ 뺄 때는 꼬리 부분을 손 끝으로 잡고 당겨 컵 옆
면을 누르면서 천천히 빼요.

④ 깨끗한 물로 세척하고 건조하여 보관해요.

장점

- 질 속에 삽입하기 때문에 옷 위로 표시가 나지 않
아요.

- 질 속에서 피를 흡수하니까 수영을 비롯한 다양
한 운동을 할 수 있어요.

단점

- 손을 깨끗이 씻을 수 있는 환경에서 사용해야 해요.

- 질 안에 삽입하기 때문에 교환 시기가 늦어질 수
있어요.

- 너무 흡수력이 높은 탐폰은 질 점막을 너무 건조하게 만들어서 독성 쇼크 증후군이 드물게 일어날 수 있어요. 탐폰을 사용하는 동안 통증이 있고, 열이 나거나, 두드러기가 나고 어지러운 증상이 있으면 빨리 의사의 도움을 받아야 합니다.

사용법

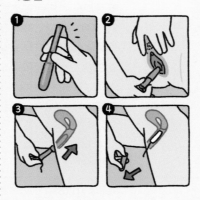

① 손을 깨끗이 씻어요. 포장을 벗겨 탐폰의 줄이 통 바깥쪽으로 매달려 있는지 확인해요.

② 다리를 벌려 약간 구부리거나 한쪽 다리를 변기에 올린 후 한 손으로 질 입구를 벌리고 다른 한 손으로 탐폰을 잡아요.

③ 질 입구를 찾아 바깥쪽 통의 둥근 끝을 손가락으로 부드럽게 위쪽으로 밀어 넣어요(통이 없는 탐폰의 경우 손가락으로 탐폰을 밀어서 집어넣어요).

④ 탐폰이 질 깊숙이 들어가면 통은 빼서 휴지통에 버려요. 실은 같이 빼지 않도록 주의해요.

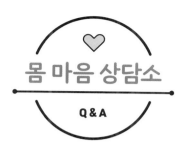

몸 마음 상담소

Q & A

 월경할 때 성관계를 해도 괜찮을까요?

월경은 생리적으로 볼 때 자궁내막에 상처가 나 있고 평소보다 자궁의 입구가 좀 더 열려 있는 상태라고 말할 수 있어요. 그리고 흘러내리는 월경혈 때문에 자정작용의 균형이 깨져 있는 시기라고도 할 수 있죠. 또 월경을 할 때 여자는 월경통을 겪거나 대체로 예민해져서 편안한 상태가 아니기도 해요.

그런 반면 월경기간에는 임신이 안 된다는 생각 때문인지 오히려 안심하고 성관계를 즐기는 사람도 꽤 있는 것 같아요. 하지만 월경주기가 짧은 사람은 월경 중에도 임신이 될 수 있으니 꼭 콘돔을 사용하는 것이 좋아요. 서로가 월경 중의 성관계에 대해 불편함이 없다면 (동의를 했다면) 성관계를 하지 못할 이유는 없지요. 성관계에서 만족을 느끼면 월경통이 좀 줄어들기도 합니다. 다만 이불에 피가 묻지 않도록 커다란 수건을 깔거나 해서 주의를 하고, 콘돔을 사용해서 균에 의한 감염 가능성을 줄이길 당부할게요.

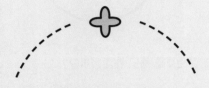

남자는 성기가 돌출되어 있어서

자연스럽게 자기의 성기를 보고,

친구의 것과도 비교하게 되죠.

하지만 그 속에서 얼마나 많은 일이

일어나는지 알고 있나요?

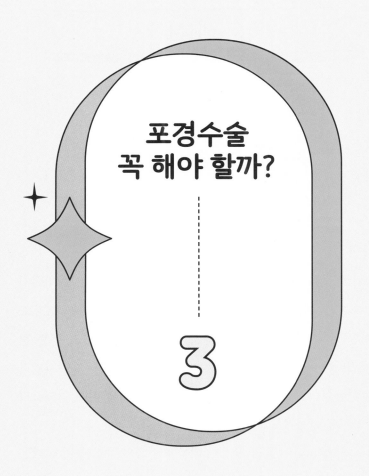

포경수술
꼭 해야 할까?

3

남자의 성기

남자의 변화

사춘기가 되면 남자 역시 몸에 많은 변화를 겪게 돼요. 태어나서 이제까지 조용하던 성호르몬이 가장 왕성하게 움직이는 시기죠. 수염과 겨드랑이 털, 음모가 자라고, 어깨가 더 넓어지고, 키도 많이 자랍니다. 몸과 얼굴의 성장 속도가 너무 빠르고 제각각이라 얼굴의 균형이 안 맞아 보이기도 하고, 몸 전체에 비해 팔다리가 이상하게 길어지기도 합니다.

이 시기에는 너무 빨리 자라기 때문에 성장의 속도에 미처 적응하지 못해 넘어지거나, 어딘가에 부딪히거나, 물건을 집다가 떨어뜨리는 등의 실수도 자주 합니다. 하지만 성장이 다 이루어지고 나면 알맞은 비율이 되고 적응을 하게 되니 너무 걱정하지 않아도 됩니다.

급격하게 성장을 하게 되면서 성대가 커지고 통이 넓어져 목소리가 변합니다. 이를 변성기라고 해요. 여자는 대체로 어릴 때나 어른이 되어서나 음정의 톤이 크게 차이가 나지 않지만 남자는 2차 성징을 거치면서 후두부가 크게 성장하고 목소리가 많이 달라집니다. 사춘기에 남자는 너무 목소리를 크게 내거나 무리하게 성대를 사용하지 않는 것이 좋습니다. 또 이 시기에는 성호르몬이 왕성하게 분비되기 때문에 성에 대한 호기심도 많아집니다.

어떻게 생겼을까?

자, 이제 제일 궁금해하는 성기에 대해 알아볼까요? 남자는 성기가 돌출되어 있어서 자연스럽게 소변을 보거나 운동 후 함께 샤워하면서 자기의 성기를 보고, 친구의 것과도 비교하게 되죠. 모든 사람의 얼굴이 다 다르게 생긴 것처럼 성기의 모양도 제각각입니다. 지금까지는 얼핏 보기만 했겠지만 이번에 한번 꼼꼼하게 살펴봅시다.

남자도 여자와 같이 눈으로 보이는 외성기와 몸속에 있어서 보이지 않는 내성기를 가지고 있습니다. 외성기는 음경과 고환을 감싸고 있는 음낭을 말하고 내성기는 고환, 부고환, 전립선, 정낭 등을 말합니다.

남자의 성기는 정자를 만들어서 유지하고 그것을 여자의 자궁으로 운반하는 생식 기능을 가지고 있습니다. 물론 소변과 정액을 배출하는 비뇨 기능도 갖고 있지요. 남자의 성기 색깔도 여자와 같이 성인이 될수록 짙어집니다. 각자의 피부색에 따라 조금 다를 수는 있지만 색이 짙어지는 것은 같습니다. 또 샤워할 때 기를 쓰고 없애 보려 하는 독특한 냄새도 성인 남자가 되었다는 증거랍니다. 이 냄새는 남성호르몬의 영향이라서 결코 완벽하게 지울 수 없습니다.

외성기를 알아보자

음경

성기를 볼 때 가장 먼저 보이는 것이 음경(페니스penis)입니다. 음경은 세 부분으로 구성되는데, 음경 뿌리와 음경 기둥, 음경 귀두입니다. 음경 뿌리는 몸속에 있어서 보이지 않고, 눈으로 볼 수 있는 것은 음경 기둥과 귀두입니다.

남자라면 모두 관심이 높은 음경의 크기에 대해서 잠깐 이야기할까요? 문화권, 연령, 인종과 상관없이 남자들은 성기의 크기에 참 관심이 많습니다. 어렸을 때는 친구들과 나란히 서서 누가 더 멀리 오줌을 싸나 시합을 하고 청소년기에는 실제로 자

외성기

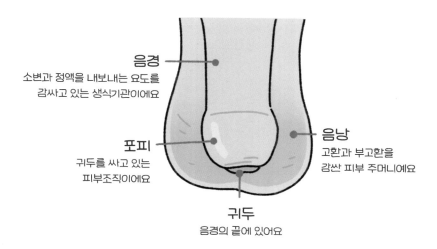

음경
소변과 정액을 내보내는 요도를
감싸고 있는 생식기관이에요

포피
귀두를 싸고 있는
피부조직이에요

음낭
고환과 부고환을
감싼 피부 주머니예요

귀두
음경의 끝에 있어요

를 들고 재며 크기를 확인하기도 하죠.

성기의 크기는 왜 그렇게 남자들의 관심을 모을까요? 아마도 눈으로 확인할 수 있는 부분이어서 크기와 성능(?)을 가지고 더 경쟁하는 걸지도 모르겠다는 생각이 드네요. 미국의 한 연구에 따르면 남자들의 55퍼센트는 자신의 성기 크기에 만족하지만 45퍼센트는 지금보다 더 컸으면 한다고 해요.

2021년 세계성학회에서도 핀란드 성교육자인 오스모Osmo Kontula 박사가 남자 청소년들이 성기 크기와 성능(상대를 만족시킬 수 있는가)에 관심이 매우 높다고 발표했더라고요. 성기의 크기와 성능에 대한 관심은 전 세계의 남자들이 다 똑같군요.

성 고민을 다룰 때 우리나라 청소년들이 꼭 던지는 질문 중 하나가 남성의 평균 성기 크기입니다. 그것도 자기의 것과 비교하면서요. 마치 성기가 크면 뭔가 더 남성적이고 성적으로 능력이 있는 것처럼 생각하기도 하고요.

하지만 분명히 밝히지만, 성기 크기와 성생활 능력은 별로 관계가 없습니다. 오히려 성적인 쾌감을 높이는 데는 음경의 크기보다 사랑하는 마음과 상대의 성을 알고 이해하는 데서 발휘되는 약간의 기술이 더 중요합니다.

남자들이 음경의 크기에 더 신경 쓰게 된 이유는 아마도 포르노 영상을 접하면서일 거라 생각합니다. 포르노 영상 속 배우들은 하나같이 커다란 음경을 가지고 있기 때문이죠.

한국 성인 남자 음경의 평균 길이는 8.5센티미터 정도입니다. 하지만 평소에는 이보다 더 작고 힘없는 물렁한 살덩어리처럼 보이죠. 음경의 크기는 키나 몸집과는 상관이 없습니다. 즉 키가 크든 작든, 체격이 크든 작든, 음경의 길이와는 전혀 상관이 없다는 거죠. 그러니까 자신의 몸과 비교해서 음경의 크기에 대해 고민할 필요가 없어요.

또 평상시에는 그 정도 크기였다가, 발기하면 12~13센티미터 정도로 커져요. 발기했을 때는 오히려 크기의 차이가 별로 없습니다. 아주 극단적인 경우가 아니면 음경의 크기가 성적인 만족에 영향을 미치는 경우는 아주 드물어요. 성기가 아주 크다면 아플 수 있고, 아주 작다면 충분한 만족을 주기가 어려울 테니까요. 하지만 대개의 경우는 특별히 다른 느낌을 주지 않습니다.

생리적으로 말하면, 음경 속에는 음경해면체 두 개와 요도해면체 한 개가 있는데, 이 해면체 발기조직에 피가 몰려 삽입이 가능하도록 크고 단단해지는 것을 발기라고 하는 거예요. 대체로 성적으로 흥분되는 생각을 하거나 성적인 이미지를 보면 발기가 일어납니다. 발기되면 음경의 길이와 굵기가 늘어나고 단단해지고 뜨거워지죠.

발기한 음경은 대체로 왼쪽이나 오른쪽으로 기울어져 있어요. 완전하게 수직으로 서 있는 음경은 없어요. 보통 바지 어느 쪽에 두는지, 자위행위를 어느 손으로 하는지에 따라 그 방향으로 조금씩 기운다고 하니 약간 휘었다고 해도 걱정하지 않아도 됩니다.

귀두

귀두는 음경의 끝에 있는데, 신경 다발이 4,000여 개나 분포되어 있어서 남자의 아주 예민한 성감대이기도 합니다. 귀두는 포피라는 느슨한 피부로 덮여 있어요. 그리고 정액과 소변을 배출하는 길인 요도구도 귀두에 있어요.

귀두 옆, 요도구 주위나 포피륜 가장자리에 하얀 좁쌀만 한 것들이 보이나요? 그것은 '진주양구진'이라고 부르는 것으로 병이나 피부의 이상이 아니고 남자들 대부분이 가지고 있는 것이니 걱정하지 않아도 됩니다.

포피

포피는 귀두를 싸고 있는 피부조직인데, 포경수술을 하지 않았다면 포피가 코끼리 코처럼 보일 수도 있고, 그 밑으로 살짝 귀두가 드러나 있기도 합니다. 태어날 때 귀두와 붙어 있던 포피는 자라면서 귀두와 떨어지게 됩니다. 그래서 뒤로 젖힐 수 있는 거죠. 남자의 귀두는 이렇게 포피를 뒤로 젖혀서 씻어주어야 합니다. 하지만 뒤로 젖혀지는 피부라고 해서 너무 지나치게 뒤로 젖히다가 다시 제자리로 돌릴 수가 없어서 병원을 찾는 경우를 만들지는 않았으면 합니다.

포피는 오물이나 마찰로 생길 수 있는 찰과상에서 귀두를 보호하고, 여기서 분비되는 기름은 귀두를 알맞은 습도와 촉촉한 상태로 유지해줍니다. 또 자위를 하거나 애무할 때 성적 쾌감을 선사하고, 삽입할 때 도움을 주기도 해요. 게다가 성교 시에는 여자의 질 입구를 자극해서 여자의 성감을 배가하는 역할을 한답니다.

음낭

음낭은 고환과 부고환을 감싸고 있는 피부 주머니입니다. 남자의 음낭 조직은 여자의 대음순과 상동기관입니다. 기능이나 형태는 다르지만 본래 기관의 원형은 같다는 뜻이죠. 음낭에는 동그란 알 같은 고환이 각각 하나씩 두 개가 들어 있는데, 고환에서는 정자를 만들어내고 성호르몬인 테스토스테론을 만들어 분비합니다.

춥거나 더울 때 음낭의 모양이 다르지요? 음낭은 추울 때는 몸 가까이 붙어서 고환의 온도를 보존하고, 더울 때는 축 늘어져서 열을 발산시켜 적당한 온도를 유지해준다고 해요. 건강한 정자를 만들어내기 위한 음낭의 적절한 온도는 정상체온보다 4도 정도 낮습니다. 고환 속의 정자를 만드는 세포는 열에 약해서 사우나, 반신욕 등을 자주하면 건강한 정자를 만들 수 없다고 해요.

음낭의 온도가 올라가면 고환의 기능과 생식 기능에 문제가 생길 수 있어요. 그래서 남자들은 몸에 꼭 끼지 않는 편한 바지를 입는 게 좋아요. 사우나를 자주 하거나 노트북을 무릎 위에 올려놓고 사용하거나 차에 있는 발열 시트를 지속적으로 사용하면 음낭의 온도가 올라가니 조심해야 해요. 평상시에도 목욕이나 샤워 후에 차가운 물로 음낭을 마사지하는 것이 좋겠죠.

그리고 똑바로 서서 살펴보면 음낭 속 고환의 위치를 알 수 있습니다. 혹시 자기의 고환이 한쪽이 더 크거나 대칭을 이루지 않아서 고민한 적 있나요? 걱정하지 마세요. 그건 몸이 움직일 때 고환이 서로 부딪혀서 다치지 않게 하려는 자연의 배려입니다.

고환을 손으로 잘 만져보면 길쭉한 관 같은 것이 만져질 텐데 그것이 부고환입니다. 고환에서 만들어진 정자는 이곳에서 머물면서 배출될 때까지 영양분과 추진력을 보충하지요.

내성기를 알아보자

정관

정관은 쉽게 말하면 정자가 지나는 길이에요. 남자가 사정을 하면 부고환의 근육이 수축해서, 정자는 46센티미터 길이의 정관을 따라 이동을 하게 되죠. 정관은 양쪽에 각 한 개씩 총 두 개가 있어요.

요도

성기에 요도구가 따로 있는 여자와 달리 남자의 요도는 소변과 정액이 모두 지나가기 때문에 비뇨기와 생식기의 역할을 겸합니다. 그럼 소변과 정액이 같이 나오면 어떡하냐고요? 걱정하지 마세요. 우리 몸은 그렇게 허술하지 않으니까요. 정액과 소변은

내성기

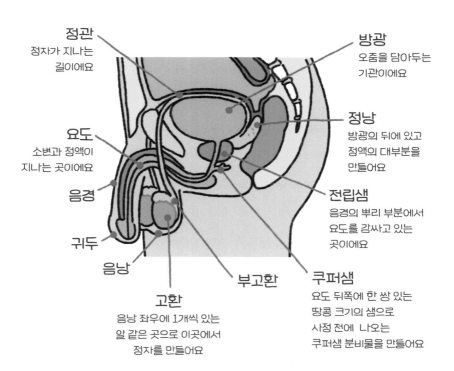

정관
정자가 지나는
길이에요

방광
오줌을 담아두는
기관이에요

요도
소변과 정액이
지나는 곳이에요

정낭
방광의 뒤에 있고
정액의 대부분을
만들어요

음경

전립샘
음경의 뿌리 부분에서
요도를 감싸고 있는
곳이에요

귀두

음낭

부고환

쿠퍼샘
요도 뒤쪽에 한 쌍 있는
땅콩 크기의 샘으로
사정 전에 나오는
쿠퍼샘 분비물을 만들어요

고환
음낭 좌우에 1개씩 있는
알 같은 곳으로 이곳에서
정자를 만들어요

서로 섞이지 않는데, 요도의 개구부에 있는 작은 괄약근이 알아서 조절하기 때문이에요. 소변이 나올 때는 정액이 나오지 않도록 막고, 정액이 나올 때는 소변이 나오지 않도록 해준답니다. 참 신기하죠?

정낭

정낭은 방광의 뒤에 있으며 정액의 대부분을 만들어냅니다.

전립샘

음경의 뿌리 부분에서 요도를 감싸고 있는 게 바로 전립샘이에요. 호두알만 한 크기죠. 전립샘은 눈으로 확인은 못 해도 만져볼 수 있는데, 항문으로 손가락을 넣어보면 되거든요. 손가락 끝에 약간 볼록하게 동그스름한 것이 만져질 텐데 바로 그것이 전립샘입니다. 이 부분을 살짝 누르면 오줌이 마려운 듯한 느낌과 쾌감을 느낄 수 있습니다.

전립샘은 단백질이 풍부하면서 질 내의 산성 환경을 중화할 수 있는 알칼리성 액체를 만드는데, 이 액체가 정자의 수명을 늘리고 운동성을 강화해준다고 합니다. 이 전립샘 액의 중화작용이 없으면, 정자는 산성 환경의 질 속에서 난자가 있는 자궁에 도착하지도 못하고 다 죽을지 몰라요. 정액의 색깔이 회백색인 건 바로 전립샘 액이 묽고 우윳빛을 띠기 때문이에요. 전립샘을 자극하면 남자는 성적 흥분을 하게 되고 오르가슴을 느끼기도 합니다.

건강한 전립샘을 유지하려면 운동을 규칙적으로 하고 스트레스를 잘 관리해야 해요. 그리고 지방과 탄수화물이 많은 음식, 술, 카페인을 피하는 게 좋습니다. 비타민B, C, E 등을 복용하는 것도 건강한 전립샘을 유지하는 데 도움이 됩니다.

쿠퍼샘

쿠퍼샘cowper's gland 혹은 요도구 샘이라고도 하는 이곳은 땅콩 크기의 샘으로, 음경의 뿌리 부분, 요도 뒤쪽에 한 쌍이 있어요. 남자가 자위행위나 성행위를 할 때 성적으로 흥분하면, 사정하기 전에 맑은 액체가 한두 방울 정도 귀두의 요도구 끝에 맺혀요. 사정하기 직전에 맺히는 맑은 액체가 바로 쿠퍼샘 분비물입니다.

쿠퍼샘 분비물은 사정 전에 요도를 빠져나오면서 소변 찌꺼기 등을 함께 씻어내 정액이 알칼리성의 성분을 잘 보존하도록 하고, 음경 귀두를 매끄럽게 만들기 때문에 윤활 역할을 해서 여자의 성기에 삽입할 때 상대가 아프지 않게 도와주죠. 이 쿠퍼샘에서 나오는 체액은 사정하기 훨씬 전에, 혹은 음경이 발기할 때부터 분비되기도 합니다.

정액

성관계나 자위행위를 할 때 어느 순간 못 참겠다는 생각이 들면서 끈적하고 반투명한 액체가 배출됩니다. 그때 배출된 체액이 바로 정액인데, 정액은 고환에서 만들어진 정자와 부고환, 정낭, 전립샘에서 배출된 액체가 합쳐진 것입니다.

정액 속에 정자는 약 1~3퍼센트를 차지하죠. 정낭에서 배출한 액체가 정액의 60~70퍼센트이고 나머지는 전립샘에서 만들어진 체액입니다. 이 체액은 정자에 영양과 에너지를 공급해서 정자에게 난자를 만나러 헤엄쳐 갈 때 운동 능력과 수정 능력을 준답니다. 이 액체는 과당, 비타민C, 프로스타글란딘, 그리고 정자를 잘 운반하기 위해 약간 끈끈한 점액질로 되어 있습니다.

평균적으로 남자는 2~6cc 정도의 정액을 사정하는데(경우에 따라 사정량은 조금씩 달라지기도 해요), 보통 1cc에 6천~1억 개 정도의 정자가 들어 있다고 합니다. 사정을 자주 하면(너무 자주 자위행위를 하거나 해서) 정액의 양도 적어지고, 색깔도 옅어지지만 크게 걱정할 일은 아닙니다. 특히 청소년기에는 자위행위를 너무 많이 해서 정액이 안 나온다거나 피가 섞여 나온다는 고민을 하기도 하는데, 그것은 마치 우리가 침을 자꾸 뱉으면 잠깐 동안 입안이 말라서 침이 나오지 않는 것과 같은 원리예요. 시간이 얼마 정도 흐르면 정액은 다시 이전처럼 나오게 되니까 말이에요. 다만 피가 계속 섞여 나오면 병원에 가봐야 하겠죠.

무엇보다 난자를 만나러 갈 수 있을 정도의 건강한 운동 능력과 수정 능력을 갖춘 정자가 나오려면 잠을 충분히 자고 건강한 음식도 먹고, 적당한 운동을 해서 몸이 건강해야 합니다. 정액은 처음에 사정될 때는 몽글몽글한 젤 상태였다가 조금 지나면 액화되어 물처럼 되는데, 그때 정액 속의 정자가 활동성을 얻어 여자의 자궁 속에 있는 난자를 향해 헤엄쳐 가게 됩니다.

정액의 독특한 냄새는 밤꽃 냄새와 흡사한데, 이건 정액 속의 인산 냄새 때문입니다. 정액의 색깔은 우윳빛이라기보다는 흔히 회백색이라고 하는데, 사람마다 조금씩 색깔이 달라요. 그러니까 사정할 때 아랫배가 아프거나 정액에서 나쁜 냄새가 나지 않으면, 아무 문제가 없으니 포르노 영상에서 보는 색깔이나 양과 다르다고 해서 걱정할 것 없어요.

정자

정자는 고환에서 만들어져 부고환에 보관되어 있다가 사정됩니다. 정자의 크기는 0.05밀리미터 정도로 사람의 세포 중 가장 작습니다. 길쭉한 올챙이 같은 모습인데, 머리에 남자의 염색체를 가지고 있고 헤엄치는 꼬리를 갖고 있어요. 난자를 만나면 머리 부분의 효소로 난자의 세포막을 녹여 난자 속으로 들어가서 수정이 되는데, 그때 꼬리 부분은 떨어져 나갑니다.

성기가 하는 일

몽정

밤에 자다가 깼는데, 끈적한 액체가 속옷과 성기에 묻어서 당황한 적이 있나요? 그것을 몽정이라고 하지요. 수면 중에 사정을 하는 것으로 성과 관련된 꿈 때문일 수도 있고, 아닐 수도 있어요. 때로는 별다른 꿈을 꾸지 않았는데 사정이 되는 경우가 있는데 이것을 유정이라고 하죠.

남자는 보통 정자를 생산하기 시작하는 11~16세쯤에 대부분 첫 몽정을 경험해요. 여자가 초경을 경험하는 것과 마찬가지로 본인에게는 충격적인 사건일 수 있습니다. 이때 놀라지 말고(뭔가 심각한 문제가 생긴 것이 아니라 자연스러운 성장의 과정이니까) 욕실에

첫 몽정

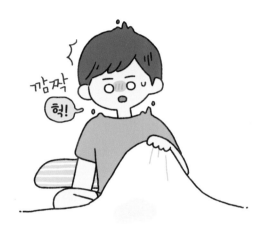

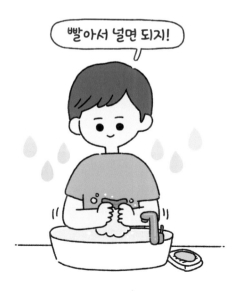

가서 속옷을 가볍게 빤 후 세탁기에 넣으면 된답니다. 굳이 부모님에게 이야기할 필요 없이 스스로 간단히 해결할 수 있습니다.

자위행위나 성관계를 해서 사정을 하면 몽정의 횟수는 줄어듭니다. 몽정은 그릇에 물이 가득 차면 흘러넘치는 것과 같은 원리입니다. 청소년기의 몽정이나 유정은 건강하게 잘 성장하고 있다는 증거이면서, 해결하지 못하고 쌓인 성적 긴장을 해결하는 자연스러운 현상이랍니다.

자발성 발기와 성욕 해소법

특히 청소년기의 소년들은 콸콸 쏟아지듯이 뇌를 적시는 테스토스테론 때문에 성적 충동이나 흥분, 성적 호기심이 왕성해진답니다. 이런 자신의 변화에 당황스러울 거예요.

시도 때도 없이 일어나는 여자에 대한 관심과 호기심 때문에 힘들고, 자기도 모르게 약간의 자극에도 발기가 되는 자발성 발기 등으로 무척 당황스러운 청소년기를 겪게 되죠. 대개 성적으로 자극을 받거나 흥분하면 발기가 되지만, 청소년기에는 성적인 생각 여부와 상관없이 발기되기도 합니다. 뇌가 단지 생리학적으로 성기의 기능을 확인하기 위해 그런 짓궂은 상황을 만드는 거예요. 뭐 뇌의 입장에선 전혀 악의가 없는 거죠.

물론 버스가 흔들려서, 혹은 발표를 하러 교실 앞에 나갈 때 발기가 일어나면 난처하겠지만, 발기와 상관없는 다른 재미없는 생각을 하면 도움이 될 거예요. 91×91 같은 복잡한 수식을 암산하거나 애국가를 불러본다든지 하는 거요.

이것을 자발성 발기라고 하는데, 이때는 다른 생각을 하거나, 귀를 면봉으로 자극해도 효과가 있습니다. 뭔가 다른 곳에 관심을 집중하는 것이 도움이 된다는 뜻입니다. 그렇게 하다 보면 성적 긴장을 꼭 자위행위 같은 성행위로 풀어야 하는 것은 아니라는 것도 배우게 될 거예요. 우리 몸과 정신은 적응력이 뛰어나서 새로운 상황에 익숙해지거든요.

물론 이런 방법으로 100퍼센트 완벽하게 해소되기는 어려운 시기이기는 하지만, 그래도 성적 긴장이나 충동에 휘둘리기보다는 이렇게라도 잠시 기분전환을 해보는 것이 나쁘진 않을 거예요.

무엇보다 휘몰아치는 것 같은 성욕이나 성적 긴장을 혼자만 겪고 있는 게 아니라 이 시기 다른 친구들도 다 같이 겪고 있고, 잘 통제하려고 노력하고 있다고 생각하면 마음이 좀 편해지지 않나요? 그러니 걱정하지 말고 건강하게 잘 관리하면 되죠.

발기

발기란 남자가 성적으로 흥분하면(소변이 마려울 때도 발기하지만 이건 그 과정이 다르죠) 음경의 해면체로 평상시의 여덟 배의 피가 몰려 들어가(충혈되면서) 음경이 **빳빳**해지고 커지는 현상을 말합니다. 남자의 음경이 발기하려면 심리적인 흥분과 뇌와 신경, 그리고 혈액순환 기능이 잘 이루어져야 해요. 사정을 하거나 성적인 흥분이 가라앉으면 다시 평상시의 상태로 돌아옵니다.

사정

사정은 정액을 요도를 통해 배출하여 몸 밖으로 방출시키는 두 가지 과정을 말합니다. 전립샘 내의 근육이 정액을 요도로 밀어내고, 이어 음경의 수축으로 정액을 배출시키는 것을 사정이라고 합니다.

흔히 남자의 오르가슴과 사정을 동일시하지만 사실 이 둘은 꼭 같이 일어나는 현상은 아닙니다. 대개 남자들은 성관계 시에 오르가슴을 느끼며 사정을 하는 경우가 많지만 사정은 꼭 오르가슴을 느끼지 않아도 할 수 있고, 또 사정한다고 다 오르가슴을 느끼는 것도 아니란 거예요. 하지만 사정은 대개 오르가슴과 관련된 골반 근육의 주기적인 수축과 함께 일어납니다. 남자의 오르가슴도 여자의 그것처럼 강도가 다양합니다.

사정 후에는 다시 발기가 일어날 때까지의 불응기(혹은 해소기라 부르는)가 있는데, 이 불응기는 사람마다, 상황마다 다릅니다.

포경수술

포경수술이라고 들어봤죠? 남자의 귀두 부분을 덮고 있는 포피를 적당하게 잘라서 귀두를 노출하는 수술입니다. 그러면 아무래도 귀두의 청결을 좀 더 쉽게 유지할 수 있을 테지요.

성경 창세기 기록이나 이슬람 또는 유대교의 종교의식, 이집트의 미라에도 포경수술의 흔적이 있는 걸 보면 포경수술의 역사는 아주 오래된 것 같아요. 역사적으로 찾아보면 성경의 창세기에도 기록되어 있고 이슬람이나 유대교의 종교의식과도 연결됩니다. 19세기 중엽에 영국에서는 의학적인 목적으로 최초의 포경수술을 했습니다.

언젠가부터 우리나라에서는 남자아이가 초등학교 고학년쯤 되면 아빠 손에 이끌려 포경수술을 받는 것이 관례처럼 되어버린 것 같아요. 우리나라, 미국, 이스라엘 등에서는 포경수술을 받는

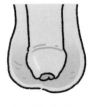

포경수술 전

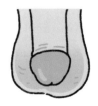

포경수술 후

비율이 60퍼센트를 웃돈다고 하는데, 중국, 일본 또는 영국과 같은 유럽에서는 포경수술을 하는 남자가 30퍼센트에 못 미친다고 해요. 이렇듯 포경수술의 필요성에 대해서는 아직도 의견이 분분하죠.

다시 말하지만 포경수술을 하는 명확한 이유는 위생상의 문제 때문이에요. 포피에 덮인 귀두와 그 주변을 깨끗이 씻기가 어려우니까 음경 포피를 제거하는 수술을 함으로써 귀두를 노출하면 청결하게 잘 관리할 수 있다는 것이죠.

하지만 최근에는 음경 포피가 가진 여러 가지 이점이 포경수술 때문에 없어질 수 있다는 점에서, 의학계에서도 포경수술을 강력하게 권고하지는 않는 추세입니다. 또 요즘은 매일 샤워를 하고 몸을 자주 씻기 때문에 포경수술을 할 필요가 더 없다고 하고요.

음경 포피는 음경 귀두를 오물이나 외부의 충격에서 보호해주고, 남자의 예민한 성감대인 귀두가 촉촉한 습기를 유지할 수 있게 해줍니다. 또 자위행위나 성관계를 할 때 포피가 밀리면서 주는 자극이 성감을 높이고, 여자에게도 질 입구의 성감을 높여주죠. 포경수술을 반대하는 의학자들은 음경 포피가 갖는 이점이 많고, 너무 어릴 때 수술을 받으면 심리적으로 충격을 받을 수 있다고 우려를 표하기도 합니다.

그래서 포경수술은 너무 어릴 때 무조건 할 것이 아니라, 성기가 다 자란 후 스스로 결정하는 것이 좋다고 생각합니다. 자신이 귀두를 뒤로 젖혀 청결하게 씻고 관리할 수 있다면 굳이 하지 않아도 될 수술이고, 이른바 성적 자기결정권에 속한 문제라는 거죠.

물론 발기가 되어도 귀두가 드러나지 않을 정도로 포피가 덮고 있다거나, 귀두에 귀두지가 많이 쌓여 포피염이 자꾸 재발하는 등 특별한 문제가 있다면 포경수술이 도움이 될 수 있습니다.

성기 관리법

깨끗하게 씻기

성기를 깨끗이 관리하는 것은 아주 중요한 일이에요. 귀두 포피 아래에 치구 같은 것이 끼고 쌓이면, 자칫 포피염, 귀두염이 생기거나 나쁜 냄새가 날 수도 있어요. 그래서 음경을 따뜻한 물에 담근 후 귀두와 포피를 잘 씻어야 해요. 비누를 꼭 사용할 필요는 없습니다.

음낭 시원하게 유지하기

음낭 주변의 체온이 올라가는 건 좋지 않아요. 남자의 성 건강에는 기온이 아주 중요한 요소입니다. 음낭 속 고환에서 정자를 만드는 세포는 열에 아주 약하거든요. 음낭이 늘어지거나 몸쪽으로 올라붙어서 체온을 조절하는 것도 그것 때문입니다. 그래서 꼭 끼이는 속옷이나 스키니진 같은 옷보단 바람이 잘 통하고 조이지 않는 옷이 남자에겐 더 좋습니다. 사우나나 반신욕같이 하체를 너무 뜨겁게 하는 것도 좋지 않겠죠.

전자기기 몸 가까이 두지 않기

휴대전화를 앞주머니에 넣고 다니는 것은 좋지 않습니다. 아마 휴대전화가 열을 내기도 하고 전자파도 나온다고 하니까, 최대한 몸에서 멀리 떼어놓는 것이 좋을 거예요. 무릎 위에 노트북을 올려놓는 것도 주의해야 합니다.

건강한 생활습관 만들기

청소년기에는 잠이 많아지는 만큼, 충분히 잘 자는 것이 중요해요. 그리고 햄버거나 냉동 음식, 즉석 음식보다 슬로푸드라고 하는 영양소가 골고루 들어간 건강한 음식을 먹고 규칙적인 유산소 운동을 하는 것이 성건강 관리를 위해 좋은 일입니다.

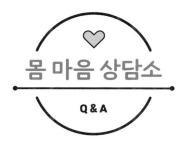

몸 마음 상담소

Q & A

Q 발기했을 때 사정하지 않으면 건강에 이상이 있나요?

A 발기하고도 사정을 안 하거나 못 하는 경우가 꽤 자주 있습니다. 물론 일부러 사정을 참거나 피하는 경우를 말하는 것이 아닙니다. 발기가 되었지만 무슨 일이나 생각에 몰두하다 보면 발기가 사라지는 경우도 많습니다. 다만 자위행위 등으로 발기가 되었다가 사정을 억지로 참으려 하는 것은 역사정 등이 일어날 수 있어서 권하고 싶지는 않습니다.

Q 부모님이 동생 초경 파티에 이어 제 몽정 파티를 해주신다고 하는데 정말 마음이 불편하고 싫어요. 꼭 해야 하나요?

A 여동생이 초경 파티를 했거나 친구가 몽정 파티를 했다고 모두 다 몽정 파티를 해야 하는 건 아니지요. 부모님은 잘 성장하고 있는 아들을 응원하고 싶은 마음이시겠지만, 원하지 않는다면 명확하게 자신의 의견을 말씀드려 보세요. 부모님께서도 공감해주실 겁니다.

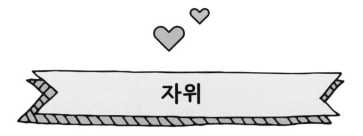

자꾸 자위가 하고 싶어

자위행위는 자기의 성기를 문지르거나 비비는 등의 행동을 해서 스스로 성적 즐거움을 느끼는 행위이자 혼자 하는 섹스라고도 해요. 어떤 이들은 자위행위를 하는 것에 대해 수치스러워 하기도 하고 죄책감을 느끼기도 하지만, 분명한 건 자위행위는 무척이나 정상적인 행동이라는 겁니다.

우리는 자위행위를 통해 자신의 몸을 만나게 되고 스스로 즐겁게 할 수 있어요. 자신의 성적인 흥분과 환상에 익숙해질 뿐 아니라 성적 긴장을 스스로 해소하고 자신의 성감을 개발하게 되죠. 또 자신이 성욕을 느낄 때 파트너와 상관없이 자기가 어떻게 하면 되는지만 정하면 되니까 어느 면으로는 타인과의 성관계보다 훨씬 자유롭고 편하죠. 게다가 임신과 성병을 걱정할 필요도 없고요.

다만 너무 자주, 거칠게 하면 다치거나 그 감각에 중독될 수 있으니 스스로 조절할 필요는 있습니다. 당연히 손도 깨끗이 씻고, 행위 후에도 청결하게 관리하고 유지하는 것을 잊어서는 안 돼요.

왜 나쁘다고 생각했을까?

지금은 이렇게 자위행위에 대해 꽤 관대한 편이지만, 얼마 전까지만 해도 자위행위에 대한 부정적인 시선이 많아서 그에 관련된 불편한 속설이 많았습니다. 아마 주변 친구들이나 선배들에게 "자위하면 키가 안 자란대", "자위하면 눈가에 다크서클 생긴대" 등등 온통 겁나는 이야기를 많이 들어봤을 거예요. 혹시 지금도 남몰래 그런 고민을 하고 있지 않나요?

그런데 성기를 만지거나 자극했을 때 내 몸의 다른 부분을 만질 때처럼 좋은 느낌이 드는 것은 아주 자연스러운 거예요. 그래서 엄마 배 속에 있는 태아조차도 자신의 성기를 만져 발기시키는 제 나름의 연습(?)을 하는 것을 초음파를 통해 볼 수가 있답니다. 인간 역시 자신의 유전자를 남기고 번식해야 하는 생물로, 생식을 위한 예비 운동인 셈인 이런 발기 연습은 아주 자연스럽고 또 본능적인 것이라고 할 수 있어요.

사람들은 그간 왜 자위행위를 나쁘다고 생각했을까요? 아마도 성을 죄와 연결시킨 일부 종교 관점의 영향도 있을 것이고, 무엇보다 옛날에는 지금보다 사람을 개인 그 자체로 존중하기보다는 나라의 노동력과 군사력을 키우는 데 필요한 하나의 도구로 보았기 때문일 거예요. 그래서 학자들은 당시 그렇게 자위행위를 죄악시했던 이유를 '사람을 만들 수 있는 씨를 자위행위로 낭비하는 것은 죄'라고 생각했을 거라고 추측하고 있어요. 아무래도 사람이 많아야, 특히 힘이 센 남자가 많아야 집과 나라를 지키고 농사를 짓거나 양을 키우는 데도 훨씬 더 도움이 되었을 거 아니에요?

그런데 지금은 예전처럼 사람의 물리적 힘이 많이 필요하지 않고 기계와 컴퓨터가 많은 일을 하기 때문에, 성에 있어서 생식(아기를 낳는 일)보다 즐거움(쾌락)의 부분에 치중하게 되었다는 거죠. 그래서 예전만큼 성을 통해 즐거움을 추구하는 것이 잘못이라고 생각하지 않게 되었고, 자위행위에 대한 사람들의 생각도 훨씬 너그러워진 거예요.

어쨌든 이미 알겠지만, 자위행위에 대한 이야기들을 '속설'이라고 표현하는 것은 대개가 '거짓'이기 때문입니다. 자위행위를 해도 키가 안 큰다거나, 눈가에 다크서클이 생긴다거나 하는 일은 없을 테니 걱정하지 마세요.

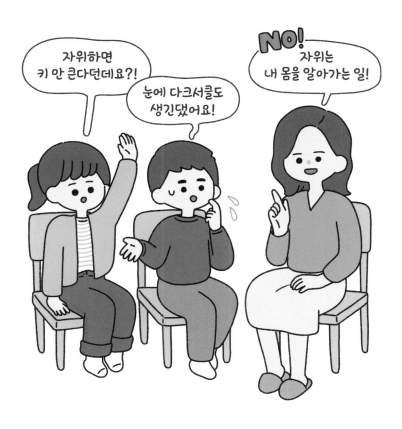

적당한 자위는 즐거운 일

사람들은 자위행위를 얼마나 하고 있을까요? 아마 다 할 거라고요? '남자들 중 97퍼센트가 자위행위를 하고, 나머지 3퍼센트는 거짓말을 한다'는 우스갯소리가 있어요. 대개의 남자는 자위행위를 한다는 뜻이겠지만 저는 대략 10~20퍼센트는 하지 않을 거라고 생각합니다. 자신의 가치관이나 종교 때문에 하지 않는다는 사람도 꽤 있거든요.

그런데 남자에 비해 여자가 자위행위를 하는 비율은 더 낮아서 성인 여자들까지 합치면 60퍼센트라고 하니까, 10대 여자들의 경우는 30~40퍼센트까지도 안 할 거란 거죠. 성에 대해 특히 보수적인 우리 사회에서 여자는 성에 대해 소극적이고 수동적인 자세를 가지도록 학습되어왔고, 여자는 남자보다 자기 몸에 대해 잘 모르거나, 알려는 것을 좋게 생각하지 않았던 탓이기도 합니다.

그러나 이렇게 여자가 자위행위를 하지 않는 것을 꼭 좋은 일이라고는 할 수 없어요. 자신의 성감을 알고 개발하는 것은 나쁜 일이 아니거든요. 자신의 성감을 잘 알고 개발한다는 것은 성행위 시 상대와의 만족도에도 좋은 영향을 미칩니다. 스스로 조절할 수만 있다면 자신에게 성적 쾌락을 선사하고 통제하는 것도 능력이고, 또 자신을 잘 돌보는 일이라고 생각해요. 거기에 남녀차별이 존재하는 게 더 이상한 일이죠.

얼마나 해야 적절할까?

물론 여기에도 좀 조심할 것은 있어요. 자위행위는 스스로 자신을 즐겁게 하는 행위이고, 이렇게 자신의 성감을 개발하는 일은 분명히 멋진 경험이지만, 뭐든 지나쳐서 좋을 일은 없겠지요. 그리고 우리는 자극에 익숙해지기 때문에 같은 강도의 만족을 유지하려면 자극은 점점 강해져야 하거든요. 그래서 자위행위를 너무 많이 하게 되면 나중에 정말 사랑하는 사람과의 성관계에 어려움을 겪을 수가 있어요. 아주 강한 자극이 아니면 발기가 잘 안 될 수도 있거든요. 특히 자위행위를 할 때마다 포르노를 보며 자극을 받는 것은 그래서 좋지 않아요.

얼마만큼이 적절한 거냐고요? 그건 사람마다 조금씩 다른데, 아무래도 성호르몬이 왕성하게 분비를 시작하고 요동치는 청소년기에는 어른보다 자위행위를 통해 자신의 성 욕구를 해소하는 횟수가 많을 거라고 생각해요. 그래도 일상생활에 피해가 갈 정도면 곤란하지 않을까요?

자위행위를 할 땐 주변의 방해 없이 몰입할 수 있는 환경에서, 기분 좋게 서두르지 않고 하는 게 좋아요. 아무래도 하루일과를 다 끝내고 잠들기 전에 자기 방이나 샤워할 때가 좋지 않을까요? 한 가지 더 당부하자면 기분 좋자고 하는 건데, 자신을 다치게 하거나 아프게 하면 안 되겠죠? 반드시 손을 깨끗이 씻고 손톱도 짧은 상태여야 해요. 하지만 그건 스스로 알아서 할 일이니 자신에게 맞는 올바른 방법을 잘 생각해보세요.

남자와 여자의 자위

남자든 여자든 자위행위는 자기의 성기를 자극해서 성적 쾌감과 만족을 얻는 것은 똑같아요. 남자는 손을 주로 사용하는데, 자신의 성기를 잡고 앞뒤로 빠르게 움직이는 방법을 주로 사용합니다. 야한 상상을 하거나 자극적인 영상을 보면서 할 때가 많아요. 남자는 여자보다 시각적인 자극을 강하게 받거든요. 자위행위는 자기가 만족할 수 있으면 어떤 방법도 괜찮지만, 딱딱한 모서리에 문지르거나 부딪히다가 다치지 않도록 조심해야 해요.

여자도 남자처럼 자기의 성기, 특히 예민한 음핵을 문지르거나 누르거나 샤워 물줄기를 이용해 성기를 자극하기도 합니다. 주로 성기만 자극하는 남자와 달리 가슴이나 몸, 귀, 입술 등의 예민한 부분을 만지며 자위행위를 하는 경우가 많습니다. 또한 포르노를 보며 시각적인 자극을 받기보다 좋아하는 사람을 떠올리거나 자극적인 상상을 하기도 하고, 야한 영화나 영상을 보며 자위행위를 하기도 하죠. 질 속에 손가락뿐 아니라 뭔가 넣기도 하는데, 이때 부러지거나, 깨지거나, 꺼내기 어려운 것을 넣어선 절대 안 됩니다.

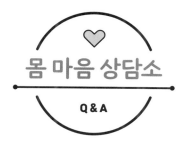

몸 마음 상담소

Q&A

Q 자위행위를 많이 하면 나중에 아기를 못 가지나요?

A 남학생들이 이런 걱정을 하는 경우가 꽤 많아요. 그러나 자위행위를 많이 하면 아기를 못 가진다는 이야기는 사실이 아닙니다. 남자는 아주 나이가 많이 들어도 건강하기만 하면 계속 정자를 만들어낼 수 있답니다. 사정을 자주 하는 것과 아기를 갖는 능력은 상관이 없으니 걱정하지 마세요.

Q 청소년기에 성감을 느끼면 이상한 건가요?

A 전혀 그렇지 않아요. 아마 그전에도 간간이 느꼈을 것인데, 잘 모르고 지나갔을 거예요. 청소년기에는 성호르몬 분비가 활발해지면서 성감에 더욱 예민해집니다. 성욕은 우리가 타고난 본능이에요. 마치 식욕처럼요. 아주 자연스러운 거죠.

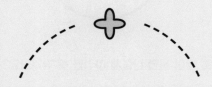

아침마다 거울 앞에 설 때면
'난 왜 이렇게 생겼지?'라거나,
'난 너무 뚱뚱해',
'눈이 조금만 더 크면 좋을 텐데'
같은 생각을 해본 적 있어요?

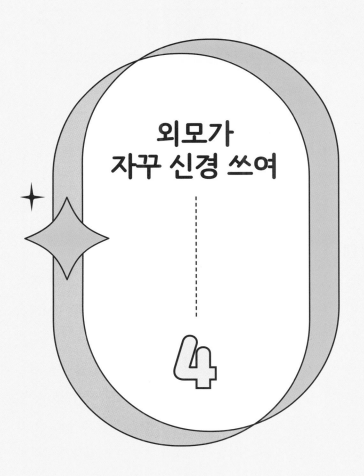

외모가
자꾸 신경 쓰여

4

바디 이미지

몸에 대한 내 마음

자신의 바디 이미지body image에 대해 어떻게 생각하나요? 바디 이미지란 자신의 몸에 대한 생각과 그에 대한 자신의 정서적인 태도를 뜻해요. 바디 이미지는 자신에 대한 신뢰나 만족의 정도를 정하는 내 마음에 따라 더 좋을 수도 더 나쁠 수도 있답니다. 지금 자신의 생활, 삶을 사는 방식이 마음에 들면 바디 이미지도 긍정적일 확률이 높고, 마음에 들지 않으면 훨씬 인색할 거예요. 즉 자기 외모에 대한 자신의 느낌은 스스로를 존중하고 귀하게 생각하는 마음, 자존감에 달려 있다는 거죠.

우리는 누구나 자신을 둘러싼 주변의 의견과 시선에 많은 영향을 받습니다. 바디 이미지에 가장 많은 영향을 주는 건 아무래도 텔레비전, 영화, 잡지, 인터넷 같은 매체 속 이미지, 가족이나 친구 같은 주변 사람들의 말일 거예요. 매체에서 보여주는 모델이나 연예인들의 외모가 나의 바디 이미지에 많은 영향을 미친다는 거죠. 특히 청소년기엔 외모에 신경이 더 많이 쓰이죠. 자기에 대한 정체성과 존재감에 예민해지는 시기니까요. 어쩌면 사춘기는 우리의 인생 시기 중 가장 '나'에 대한 생각을 많이 하는 때예요.

외모가 마음에 안 들어

이렇게 청소년기에는 인생의 어느 때보다 남이 나를 어떻게 보는지가 무척 중요해서 특히 자신의 외모를 평가절하하기가 쉽습니다.

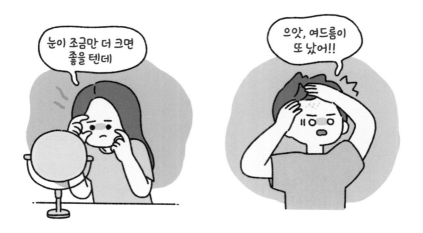

게다가 몸이 급격하게 성장하는 시기라 자기 얼굴이 가끔 낯설어 보이기도 해요.

이 시기에는 키나 여드름 등 외모에 대한 생각 때문에 남 앞에 나서는 것을 불편해하고, 짜증도 많이 부리게 됩니다. 사실 누구나 자기 외모에 100퍼센트 만족하는 사람은 없다고 해도 과언이 아닐 거예요. 저 역시 거울을 볼 때 자주 그래요. 아마 자신이 가장 부러워하는 외모의 연예인조차 스스로의 외모에서 불만을 가진 부분이 있을걸요? 하지만 무엇보다 중요한 것은 이 시기는 놀랄 정도로 성장의 속도가 빠른 때라서, 지금의 모습 때문에 자신감을 잃을 필요가 없다는 거예요.

청소년기는 특히 '나 자신'에게 집중하는 시기라서 남들이 나를 어떻게 보는지에도 민감하고, 스스로도 자기의 모습에 대해 예민해집니다. 그래서 남들이 나를 알아줬으면 하고 바라면서도 막상 앞에 나서거나 자기가 드러나는 것을 불편해하죠. 나 자신도 어떤 것이 진짜 내가 바라는 것인지 혼란스러울 때가 많아요. 그런데 그것은 다 나의 정체성을 만들어가는 너무나 자연스러운 과정입니다.

아마 부모님이나 어른들의 어릴 적 사진을 찾아보면 이 말이 무슨 뜻인지 알 수 있을 거예요. 저도 학생 때를 돌아보면 아침밥을 거르면 걸렀지, 머리를 감지 않고 등교했던 적이 없었더라고요. 미처 다 말리지 못해서 물기가 도는 머리를 하고도 등교 버스에 오르곤 했죠. 그때의 저처럼, 자기 마음대로 안 되는 머리 스타일이나, 얼굴이나 등에 솟는 여드름 때문에 신경이 예민해질 때가 많잖아요? 또 조금이라도 남과 달라 보이고 멋져 보이기 위해서 교복을 줄이거나 머리 스타일을 바꿔서 자기 나름대로 자신을 돋보이기 위한 고민을 많이 할 거예요.

하지만 사회에서 요구하는 외모의 기준에 맞추려고 자신을 너무 바꾸려 하거나 미워하지 않았으면 좋겠어요. 우리에게 정말 귀한 것은 한 사람 한 사람 다른 개성이 아닐까요? 이 지구상에서 나랑 똑같은 사람은 아무도 없어요. 얼굴이 똑 닮은 쌍둥이라고 해도 어딘가는 좀 다르고 생각도 취향도 다르죠. 다 고만고만하게 비슷한 얼굴과 몸매의 사람들만 산다면 세상이 얼마나 지루하고 재미없을까요?

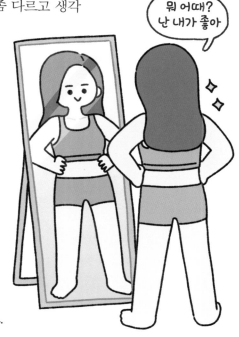

'예쁘다', '잘생겼다', '못생겼다'보다는 지구상에 단 하나밖에 없는 '유일하고 독특한' 얼굴과 몸을 가졌다고 생각하면 자기 자신이 더 소중하고 당당해질 거예요.

쉽게 살 빼는 방법, 어디 없어?

방송에 나오는 연예인들을 실제로 보면 너무 말라서 아마 깜짝 놀랄 거예요. 텔레비전에서 보여주는 몸매는 실제 몸매보다 6~7킬로그램이 더 쪄 보이기 때문에, 연예인들은 날씬해 보이려고 기를 쓰고 체중을 뺀답니다. 간혹 텔레비전에서 걸그룹 식단을 공개할 때가 있는데, 그걸 보면 정말 그들의 건강이 걱정돼요. 청소년기는 몸의 토대가 만들어지는 시기인데, 이때 균형 잡힌 음식을 잘 먹어야 평생을 건강하게 살 수 있기 때문이에요.

살을 빼거나 마른 몸을 유지하려고 음식을 안 먹는 아이들, 심지어 먹고 나서 다 토하는 거식증에 걸린 아이들, 마른 몸에 대한 강박 때문에 더욱 폭식을 하고 다시 토하는 아이들, 마약 성분이 든 줄 모르고 살 빼는 약을 먹다가 자기도 모르게 마약에 중독된 아이들, 모두 정말 걱정이에요.

요즘은 청소년뿐만 아니라 유명 여배우나 모델들도 거식증에 걸려 고생하는 이야기가 기사에 많이 나오죠. 거식증은 보통 무리한 다이어트에서 출발하는데, 체중 증가를 두려워해서 음식 섭취를 극단적으로 줄이면서 악화되는 거예요. 여성의 경우 거식증에 걸리면 월경이 멈출 수 있어요. 너무 말라서 쇠약해지면 신체는 이를 위험경보라고 받아들이는 거죠. 그러다 심각해지면 체온이나 면역력이 떨어져요. 몸이 부을 수도 있고 저혈압이 오기도 하죠. 심지어 죽음에 이를 수도 있어요. 예전에 미국의 유명한 남매

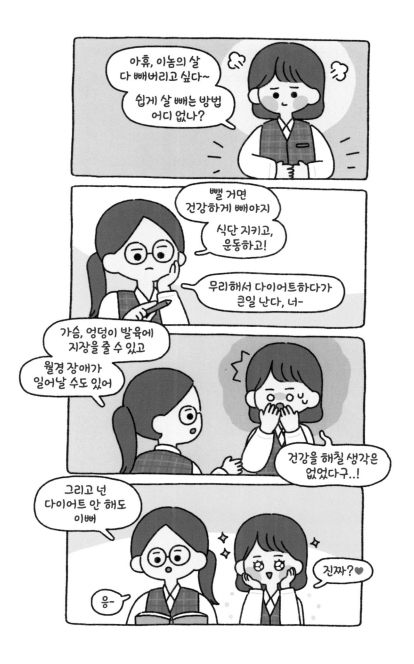

듀엣인 '카펜터스'의 여동생 카렌 카펜터가 거식증으로 사망하여 논란이 되기도 했습니다. 이렇게 위험한데도 마른 몸매를 동경하며 음식을 먹지 않는 아이들이 많아져서 걱정이에요.

건강을 해치는 다이어트

황제 다이어트, 밥 다이어트, 채소 다이어트, 레몬즙 다이어트 등참 종류가 많기도 하죠. '다이어트'는 원래 '사람마다 각자에게 맞게 구성된 영양 체계'를 뜻하는 그리스어 디아이타diaita에서 유래한 말로, 언제부터인지 건강보다는 미용을 위해 굶거나 음식의 양이나 종류를 제한한다는 의미로 변질됐어요.

여성은 남성보다 자신의 '바디 이미지'가 더 부정적이라고 하는데요. 그래서 우리가 보기엔 괜찮은데도 본인은 살이 너무 쪄 보인다며 불평하는 여자 친구들을 쉽게 볼 수 있지요. 하지만 청소년기의 무리한 다이어트는 성인보다 건강에 더 심각한 문제를 일으킬 수 있어요. 사춘기 때의 이차성징 발현이나 배란 등에 악영향을 미치죠.

이차성징을 미처 마치지 못한 상태에서 지나친 다이어트를 하면, 가슴이나 엉덩이의 발육에도 지장을 줄 수 있어요. 특히 너무 기름기가 없는 음식, 칼로리가 낮은 채식만을 하면 즉시 배란 장애가 일어날 수 있습니다.

아나볼릭 스테로이드 약물

아나볼릭 스테로이드는 원래 의료계에서 사춘기를 늦추거나, 발기 부전 등을 치료할 목적으로 사용하던 약물입니다. 그런데 최근 운동 효과를 높이거나 근육질의 몸매를 만들기 위해 이 약물을 사용하는 남자들이 많아졌습니다. 이 약물은 그런 긍정적인 효과도 있지만 발기부전, 고환 수축, 정자 수와 운동성 감소, 혈압 증가, 심장질환 등의 부작용을 일으킬 수 있습니다. 정신적으로도 불안과 공격성이 높아진다고 하니 주의해야 합니다.

또 요즘 근육질 몸을 만들려고 헬스클럽에 다니고, 입에 맞지도 않는 고단백 음식을 먹는 것이 유행이더라고요. 심지어 스테로이드를 사용하기도 해요. 그런데 이런 스테로이드 약물°은 근육을 키우는 데 도움을 줄 수는 있어도 다양한 부작용을 수반하니 사용하지 않는 것이 좋겠습니다.

난 누가 뭐래도 아름다워

이렇게 사회가 던지는 잘못된 외모 지향 메시지에 굴하지 않고 긍정적인 자신의 바디 이미지를 만드는 방법은 운동을 열심히 하고 책도 많이 읽어 몸과 마음을 건강하게 하는 거예요. 그리고 남의 말에 신경 쓰기보다는 자신의 몸을 좋아하고 건강하게 돌보는 마음이 더욱 중요하답니다.

사람의 몸은 다 아름다워요. 어린이의 몸이나 젊은이의 몸, 나이든 이의 몸도 다 아름답죠. 진정한 '나'는 내 몸과 그 몸에 깃든 마음과 정신이에요. 몸과 마음은 따로 나눌 수 없어요. 건강한 몸에 건강한 마음이 깃들고, 건강한 마음에 건강한 몸이 따라오지요. 그래서 마음을 잘 쓰고 다른 사람을 도우며, 많이 웃고 긍정적으로 살아온 사람은 점점 더 보기 좋아지는 거예요. 그건 바로 내면의 힘 덕분이랍니다.

나이 든 어른의 얼굴을 보면 어떤 이는 아주 고집스럽고 냉정한 얼굴이지만, 어떤 이는 너그럽고 온화한 표정을 가지고 있어요. 태어나서 처음 몇 년은 부모에게서 받은 얼굴로 살지만, 이후에는 인생을 사는 마음과 태도가 자신의 얼굴을 만들어가는 거랍니다. 혹시 마음에 안 드는 몸의 부위가 있더라도(누구나 다 그런 부위가 있죠) 진정한 애정을 가지고 스스로를 칭찬하다 보면, 점점 더 아름다워지는 것을 발견할 수 있을 거예요.

스스로에 대한 만족감을 높이고 더 나은 사람이 되고 싶으면, 무엇보다 '자존감'을 가지는 것이 중요해요. 자존감이란 말 그대로 자기를 존중하고 사랑하는 마음입니다. 있는 그대로의 내 모습을 사랑하고 고마워하고, 그에 더해 나 스스로 '좋은 사람'으로 살려고 노력한다면 높은 자존감을 가질 수 있어요. 나를 믿고 사랑하며, 나의 가치와 소중함에 감사하는 마음에서 자존감이 나오는 거예요.

그리고 무엇보다 중요한 것은 사실 다른 사람은 내게 그다지 관심이 없다는 거예요. 그래서 누군가가 칭찬을 하든 비판을 하든, 그건 그 사람이 나를 잘 알아서 하는 말이 아니에요. 반 이상이 빈말이라고 생각해도 과언이 아니죠. 사람들은 남이 하는 말 때문에 마음이 상하고 상처받기도 하지만 곰곰이 생각해보면 그 사람이 나를 잘 몰라서 그런 거라는 걸 알게 될 거예요. 그렇다면 나를 잘 모르는 사람이 내게 하는 말에 상처받을 이유가 없잖아요? 또 칭찬을 해준다고 해도, 남을 칭찬할 때 내가 얼마나 후하게 말하는지 생각해보면 남도 나에게 그럴 거라는 것을 짐작할 수 있겠죠?

나 스스로를 잘 알고 있다면, 자신이 잘못한 점은 고쳐서 더 나은 사람이 되면 되고, 다른 사람의 비난이 오해라면 그 이야기는 그냥 무시하면 되는 거예요. 물론 청소년기에 쉽지 않은 일이라는 것은 알아요. 하지만 자기 자신을 믿고 내일은 더 좋아질 거라고 생각하는 버릇을 들이면 좋습니다. 분명히 그렇게 될 거니까요.

누군가를 좋아할 때 처음에는 멋진 외모에 끌릴 수 있지만, 진정으로 좋아하게 될 때는 그 사람의 온화하고 다정하며, 웃음을 주고, 친절하고 사려 깊은 행동과 태도를 알게 되었을 때죠. 많은 사람이 나를 좋아하게 만드는 최고의 방법은 먼저 내가 나를 있는 그대로 인정하고 좋아하는 거예요.

뭘 하든 예뻐지기만 하면 되는 걸까?

언제부터인가 우리나라는 '성형 공화국'이 되었습니다. 미용을 목적으로 성형 시술을 하거나 수술하는 비율이 세계 최고 수준이 되었지요. 쌍꺼풀, 콧대, 양악 등 얼굴부터 가슴, 지방흡입, 성기성형 등 온몸에 이르는 다양한 수술이 많이 이루어지는 만큼 부작용 비율도 세계 최고 수준일 거예요.

우리나라에서 성형이 이렇게 자연스러운 문화가 된 데는 대중매체와 성형외과의 상업적인 지향점이 맞아떨어졌기 때문이지요. 방송에서 인기가 높고 아름다운 외모를 가진 연예인들이 스스럼없이 성형 사실을 밝히고, 그래서 더 예뻐지고 호감형이 되었다고 부추기죠. 이런 추세가 계속된다면 성형 인구는 점점 더 늘어날 거예요. 여러분도 길을 걷거나 TV를 볼 때 비슷비슷해 보이는 얼굴들이 많아 놀랄 때가 있지 않나요? 남들의 얼굴과 이목구비를 모델로 삼아 모두 똑같은 눈, 코, 입을 갖는 것이 나중에 나이 들어서도 행복한 일일까요?

그런데 생각해보세요. 사람의 얼굴은 누구나 할 것 없이 전체적으로 균형이 잡혀 있답니다. 만약 성형 수술로 눈을 크게 만들면 그에 걸맞게 콧대도 더 세우고 싶고, 입술도 더 도톰했으면 좋겠고, 또 그런 이목구비에서는 날렵한 서구식 턱선이 필요하겠지요. 그래서 성형 수술은 또 다른 성형수술을 자꾸 부르죠. 그렇게 수술을 하다 보면 어느 날 거울 속에서 낯선 얼굴을 마주하게 되는 어이없는 일이 벌어지게 됩니다.

그런데 요즘 '아름답다'고 평가하는 바디 이미지는 영원할까요? 아름다움에 대한 기준은 시대와 문화에 따라 달라진답니다. 한동안 쌍꺼풀 짙은 눈매가 인기 있었는데 요즘은 쌍꺼풀이 없는 눈매가 매력적이라고도 하는 것처럼 외모를 평가하는 세상의 잣대는 계속 바뀌어요. 정말 마른 몸매만을 추구하던 예전과 다르게 요즘은 건강한 몸매를 아름답다고 여기는 경향이 생겼죠. 그런 변화는 다행이기도 한데요. 이처럼 계속 바뀌는 기준에 따라 자신의 외모를 맞추려 하면 끝이 없을 거예요.

무엇보다 나의 생김새를 좋아하는 것에서부터 자존감은 성장한답니다. 부모에게서 받은 자연스럽고 개성 있는, 게다가 세상에서 하나밖에 없는 얼굴에, 좋은 행동과 선한 마음을 더해 더 멋진 모습을 가지게 되는 것이야말로 진정 아름다워지는 길이죠.

성형에 중독된 한 젊은 여성이 있었어요. 그는 '자기 얼굴이 너무 못생겨서 차별과 놀림을 당해 마음에 상처가 있었는데, 수술하고 나서 그런 문제가 정말 많이 좋아졌다'고 말하더군요. 그런데 정작 문제는 수술한 후 사랑하는 남자 친구가 생겼는데, 남자 친구가 자기를 진심으로 사랑하는 것을 믿을 수가 없다는 거예요. 원래의 못생긴 얼굴이었으면 자기를 안 좋아했을 거라고요. 그래서 자기를 사랑한다는 남자 친구가 있음에도 너무 외롭고 또 그의 사랑을 믿을 수가 없어서 불행하고 자기가 가짜 같다고요. 아마도 그는 스스로를 좋아할 수 없어서 남이 자신을 좋아하는 것도 믿을 수 없었던 게 아닐까요?

물론 모두가 그처럼 성형수술 후에 불행해지는 것은 아닐 겁니다. 자신감이 생겨서 더 행복해졌다는 사람도 있다고 하니까요. 하지만 이거 알고 있나요? 성형수술은 자꾸 되풀이할 수밖에 없다는 걸요? 사람의 피부는 나이가 들면 점점 늘어지고 탄력을 잃게 돼요. 그러면 다시 피부를 당기는 수술을 해야 하죠. 자연스러운 현상인 노화를 받아들이지 못하고 자신이 꿈꾸는 얼굴을 완성하기 위해서요.

그리고 나이가 들면 성형수술을 한 모습이 더 부자연스럽게 느껴질 수 있어요. 게다가 한번 성형수술을 하면 원래의 얼굴로는 다시 돌아갈 수 없습니다. 원래의 얼굴이 싫어서 수술을 했어도 살면서 우리 마음이 어떻게 변할지 누구도 모르죠.

가슴 성형도 마찬가지입니다. 가슴을 봉긋하게 보이려고 가슴 속에 실리콘이나 식염수 주머니를 넣으면 나이가 들면서 모양과 사이즈를 바꿔야 해요. 피부는 노화되면서 자연스레 처지거든요. 50~60대 몸에 가슴은 20대의 모습 그대로라면 어색해 보이지 않겠어요? 또 자기 조직이 아니라서 수술 후에도 계속 가슴 마사지를 해주어야 하고 그렇지 않으면 딱딱해지고 아프다고 해요.

게다가 최근 미국의 한 성형외과 의사는 '보형물은 10년 이상 유지하면 안 된다'며, 보형물이 몸속에 오래 있으면 파열될 수도 있으니, MRI를 통해 꼭 확인해볼 것을 당부하기도 했습니다. 아름다워지려면 그 정도 위험은 감수하겠다고 할지도 몰라요. 하지만 이 세상에서 단 하나밖에 없는 나의 얼굴과 몸이고, 내가 마음을 어떻게 쓰고 사느냐에 따라 점점 더 아름다워질 수 있는데 굳이 여러 가지 위험을 감수하고 남과 똑같은 얼굴과 몸을 가져야 할 필요성에 대해 좀 더 생각해보면 어떨까요?

남들과 다른 외모를 비정상이라고 말하는 사회는 기준을 벗어난 사람들에게 상처를 주기도 하죠. 남들과 다른 얼굴이나 몸의 다양한 아름다움에 대해 아름다움을 인정하고 존중하는 사회를 만드는 데 더 관심을 가져보면 어떨까요?

타투 해도 될까?

꽃, 나비, 파도 무늬, 바코드 같은 특별한 숫자…. 무엇이 생각나세요? 타투라고요? 역시 참 눈치가 빠르네요. 그래요. 여기에서는 타투라고 하는 문신과 피어싱, 염색에 대해 말해보려고 합니다.

요즘 몸에 뭔가를 그리고, 새겨 넣는 타투를 하는 사람들이 참 많아졌습니다. 예전에는 몸에 뭔가를 새겨 넣는 것에 대해 특별한 사회적인 의미를 부여하기도 했는데요. 죄에 대한 형벌이거나, 불량한 사람들이 결속감을 표현하고 타인에게 공포심을 주기 위해 하는 등 좀 더 부정적인 의미로 받아졌기에 원한다고 해도 실제 행동으로 옮기기가 쉽지 않았어요.

그런데 요즘은 자기 몸을 원하는 대로 꾸미고 표현하는 것에 훨씬 자유로워졌어요. 이런 다양함을 자연스럽게 받아들이고 존중하는 문화로 바뀌었다는 건 멋진 일이죠.

타투의 그림이나 색도 과거의 검은색 일변도에서 벗어나 알록달록 화려한 것도 많이 눈에 띄고 꽤 예술적인 표현도 많아졌어요. 타투뿐 아니라 몸에 구멍을 뚫고 고리를 다는 피어싱의 종류도 다양해졌죠. 귀 말고도 눈썹, 코, 혀, 심지어 가슴이나 배꼽에도 몇 개씩 고리를 매단 사람들이 제법 보입니다. 염색의 형태도 더 다양해져서 금발, 분홍, 잿빛 등 남들과 다른 머리색으로 자기를 드러내고 싶어 하는 것 같아요. 왜 우리는 타투나 피어싱을 하고, 특별한 색으로 머리카락을 염색하고 싶은 걸까요?

아마 피어싱이든, 타투든 결국 내가 남하고 좀 다르고 특별하게 구별되고 싶은 마음, 그리고 나를 마음껏 표현하고 싶은 마음 때문일 겁니다. 남과 똑같은 모습이 싫은 거죠. 그리고 그런 표현을 하기엔 자신이 가진 젊음에서 나오는 패기와 기존의 것을 바꿔보려는 반항심만큼 좋은 자원이 없죠. 하지만 조금 걱정을 전한다면 몸에 그림을 새겨 넣고 염료를 넣어 물들여 만드는 영구 타투보다는 스티커나 시간이 지나면 지워지는 반영구 타투를 해본 후 영구 타투를 결정하면 좋겠다는 마음입니다.

타투는 몸에 상처를 내어 그곳에 염료를 주입해 흔적을 남기는 것이라 가려움증이나 붉은 반점, 알레르기 반응, 감염 등의 부작용이 생길 수 있어요. 자신이 켈로이드성 피부라면 기대와 달리 울퉁불퉁한 흉터가 될 수 있으니 더욱 조심해야 하고, 특히 위생적으로 안심이 되는 곳에서 해야 해요.

무엇보다 타투는 한번 새겨 넣으면 쉽게 지우기 어려운데, 우리 마음과 미에 대한 감각은 변하기 쉬우니 영구 타투는 하기 전에 꼭 신중하게 생각해보면 더 좋겠어요. 염색이나 피어싱도 시술하는 곳의 위생이 정말 중요하고, 특히 염색은 탈색을 수차례 거쳐야 하는데 이 탈색 약에 포함된 화학물질로 피부에 문제가 생기거나 시력이 나빠질 수 있어요. 개성을 멋스럽게 드러내는 것은 좋은 일이지만, 무엇보다 위생과 건강의 측면을 고려해야겠죠.

여드름

지긋지긋한 여드름은 왜 생기는 거야?

청소년기의 큰 고민 중 하나는 아마도 여드름일 거예요. 한참 이성에게 멋져 보이고 싶은 시기에 깔끔한 피부는커녕 아프고, 얼룩덜룩 지저분해 보이는 여드름이라니! 아침마다 거울을 보면서 불쑥불쑥 솟아 있는 여드름을 보고 속상한 마음에 화장품으로 가리려고 애쓴 적 있지 않나요? 그런데 화장품을 쓸수록 여드름은 더 심해지는 경우가 많아요.

하지만 이 여드름도 성호르몬이 왕성하게 분비되면서 생기는 자연스러운 일이랍니다. 여드름은 피지라고 불리는 물질이 분비되면서 모공을 막아버리기 때문에 생겨요. 대개 이마나 볼, 턱, 입

주변 등 얼굴에 나지만, 가슴이나 등에 나는 이들도 많아요.

여드름이 나면 빨리 짜내어 없애고 싶겠지만, 손을 대면 댈수록 여드름이 덧나면서 더 심해집니다. 심지어 더러운 손으로 여드름을 짜내면 흉터가 생겨서 후회하게 될 거예요. 그러니 더러운 손으로 만지거나 짜지 말아야 해요. 또 유난히 손으로 얼굴을 자주 만지거나 턱을 괴는 버릇이 여드름을 더 악화시킬 수 있답니다. 그리고 당분과 지방이 많은 음식과 인스턴트 음식은 좀 삼가는 것이 좋아요. 여자들은 월경 전이나 월경 중에 여드름이 특히 많이 올라오는데, 호르몬 때문에 그렇답니다. 스트레스를 심하게 받거나 진한 화장을 하게 되면 여드름이 악화되기도 하죠.

여드름을 치료하려면 피부과 전문의에게 관리를 받고, 더러운 손이나 머리카락이 닿지 않도록 주의해야 합니다. 무엇보다 부드러운 비누와 미지근한 물로 아침과 저녁에 잘 씻어야 해요. 비누나 거품 세정제를 사용하는 것보다 여러 번 깨끗하게 헹구는 것이 더 중요합니다. 여드름 전문 연고를 바르는 것도 좋겠지만, 마음대로 바르지 말고 의사의 처방을 받아 사용하는 게 좋아요. 약이나 연고 외에도 레이저치료, 박피술, 주사 치료 등이 필요할 수도 있어요. 계속 여드름이 나면 어떻게 하냐고요? 걱정하지 마세요! 성호르몬이 안정되고 몸의 성장이 완만해지면 어느새 깨끗해져 있는 얼굴을 발견할 거예요. 신경 쓸수록 여드름은 더 많이 보이는 법이거든요.

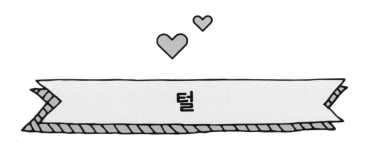

털은 왜 나는 거지?

사춘기에 들어서면 성호르몬이 왕성하게 분비됩니다. 이에 따라
턱, 코 밑, 팔, 다리, 겨드랑이, 배꼽 밑과 성기 주변에 이르기까지
온몸에서 털들이 자라고 색이 더 진해져요. 영어로 사춘기를 뜻하
는 'puberty'란 말의 어원인 라틴어 'pubes'의 뜻이 수염 또는 음
모 또는 '다 자란'이라니 재미있죠? 머리털과 달리 음모나 겨드랑
이털, 수염을 성모sexual hair라고 부르죠. 성숙했다는 표시로 음모
나 수염 등이 난다는 학자들의 주장도 그럴듯합니다. 어쨌든 이
털 때문에 소년이든, 소녀든 고민에 빠질 때가 많은 것 같아요.

　대부분의 사회가 여자에게 더 매끈한 피부를 요구하기 때문에 소녀들은 짧은 옷을 입을 때 팔다리나 겨드랑이털이 보일까 봐 신경을 쓰죠. 그래서 면도나 왁싱, 레이저 시술 등으로 제모를 해서 매끈하게 보이려고 애를 씁니다.

또 반면에 소년들은 수염이 너무 안 자라거나, 너무 많이 자라서 걱정을 하곤 해요. 다른 친구들은 다 거뭇하게 수염이 났는데 자기는 안 난다면서 아직 보송한 여린 털을 면도기로 자꾸 깎는 친구도 있고, 반대로 너무 수염이 무성하게 자라서 고민에 빠진 소년들도 있지요.

이 털에 대한 생각도 바디 이미지와 밀접하게 연관됩니다. 서양에서도 한때는 무성한 가슴 털이 힘센 남성성을 상징하던 때가 있었지만, 요새는 털을 없애는 게 유행이라고 해요. 또 음모에 대한 생각 역시 달라져서 예전엔 우리나라에서 음모를 다듬거나 면도하는 것이 이상한 일로 여겨졌는데, 지금은 비키니를 입기 위해서 음모를 다듬는 것은 자연스러운 일이 되었죠. 요즘은 음모를 완전히 제거하는 이들도 많아진 것 같아요.

팔다리나 겨드랑이, 성기 주변에 털이 나는 이유는 뭘까요? 머리에만 풍성하게 나면 될 것 같은데, 귀찮게 여러 부위에 검고 길게 나서 면도나 왁싱을 해줘야 하나 고민하게 말이죠. 사실 털은 **피부를 보호하기 위해** 있습니다. 태어날 때부터 우리의 온몸에는 미세한 털이 촘촘하게 나 있지요. 피부에 난 털과 주변의 피지샘에서 나오는 적당량의 기름은 피부가 건조해지지 않도록 보호하는 역할을 하죠. 땀샘은 땀을 배출해서 우리 몸의 체온과 수분을 조절해줍니다. 그래서 갑자기 피부에 상처가 나거나, 얼굴의 피부가 약해지거나 혹은 다치거나 해서 땀샘이 제 기능을 하지 못하면 그 부위에 털이 많이 나는 것을 볼 수 있어요.

음모도 다른 부위의 털과 마찬가지입니다. 음모는 성행위 시에 마찰력을 줄여주어 성기 주변의 피부를 보호합니다. 또 음모는 고유한 체취(페로몬)를 보존하는 역할도 하는데 페로몬은 이성을 유혹하는 물질이라 알려져 있습니다. 머리카락이 그렇듯이 음모가 풍성한 사람도 있지만, 숱이 적거나 아예 안 나는 사람도 있어요. 또 남자의 수염처럼 음모가 나는 부위의 생김새도 사람마다 다 다르답니다.

우리의 몸은 정말 다양하게 생겼지요? 실은 한 사람의 두 눈도, 손도 가슴도 그 모양이 똑같지 않죠. 사람들을 볼 때마다 우리를 만든 조물주의 상상력이 참 대단하다고 생각될 정도랍니다.

털이 신경 쓰인다면

꼭 그럴 필요는 없지만 털이 보이는 게 너무 신경 쓰인다면, 여러 가지 방법으로 털을 없애거나 눈에 잘 띄지 않게 할 수 있습니다.

뽑기

털을 없애는 가장 원초적인 방법이죠. 다른 방법에 비해 한번 뽑고 나면 털이 늦게 자라서 좋지만 무척 아플 수 있어요. 특히 다리털을 다 뽑는 것은 무리겠지요? 또 넓은 부위의 털을 족집게로 뽑다가는 상처가 나고 염증도 생길 수 있으니 주의해야 해요.

면도

비용이 싸고 가장 빠르게 제모하는 방법입니다. 베이지 않도록 주의하면 안전하고 통증도 없어요. 다만 꼭 비누 거품을 피부에 칠하고 나서 면도기로 털을 깎아야 해요. 그렇지 않으면 피부가 너무 건조해질 수 있답니다.

면도기는 반드시 자기 혼자만 사용하는 것이어야 해요. 칫솔이나 손톱깎이처럼요. 면도기나 칫솔, 손톱깎이를 통해서 바이러스 같은 것이 전염될 수 있거든요. 가족이나 친구 사이라도 면도기는 같이 사용하지 않는 것이 좋아요. 면도를 할 때는 털이 난 방향으로 해야 하는데 반대로 하면 깎인 털이 피부에 파묻혀서 살을 파고들어 자랄 수 있어요.

제모 크림

제모 크림은 털을 녹여 없애는 방법입니다. 면도처럼 위험하지 않고, 털 제거 시 통증이 거의 없어요. 하지만 피부가 예민한 사람들은 염증이 생길 수도 있으니 주의해야 해요.

왁싱

왁싱 크림을 발라서 굳으면 그것을 떼어내어 털을 없애는 방법이죠. 뽑기의 좀 진화된 방법이지만, 통증이 심할 수 있어요. 마찬가지로 상처가 날 수 있고요. 왁싱을 하고 나서는 피부 보호용 크림을 발라주는 것이 좋겠지요.

탈색

검은색 털의 멜라닌 세포를 약으로 없애 색을 엷게 하는 거예요. 통증이 없기는 하지만 역시 피부에 문제가 생길 수 있고, 피부색이 어두운 사람에겐 별로 도움이 안 돼요.

전기, 레이저 요법

피부 전문병원이나 피부관리실에서 하는 방법으로 비용이 많이 들고, 통증도 심하진 않지만 조금 있어요. 이 방법을 사용하면 효과는 영구적이라 편리하겠지만, 털을 완전히 제거하는 게 건강상으로 이로운 일인지는 확신할 수 없습니다.

브라질리언 왁싱

요즘은 비키니 수영복을 입기 위해 음모의 가장자리를 면도하기도 하고, 브라질리언 왁싱이라 해서 외음부 쪽의 털을 없애거나 항문 주변까지의 털을 전부 제거하기도 합니다. 비키니를 입는 여자뿐만 아니라 남자도 요즘 브라질리언 왁싱을 이용해 털을 제거하는 게 유행인가 보더군요. 제모를 하면 더 깔끔하고 위생적이라고 은근히 상업적으로 부추기는 영향도 있는 것 같아요. 제모하는 여자는 특히 월경 때 깨끗해서 좋다고 하지만, 매일 머리를 감는 게 귀찮다고 머리카락을 박박 밀지는 않잖아요? 결국 제모도 유행하는 사회적인 바디 이미지 때문이죠.

어떤 여학생은 브라질리언 왁싱을 하고 심한 모낭염에 걸려서 털이 있는 모든 곳에 고름집이 생겨 무척 고생했다고 하더군요. 또 털을 뽑고 나서 다시 자랄 때 그 털이 휘어지면서 피부 안으로 파고들어 모낭염이 재발하곤 해서 오래 치료를 했다는 사람도 있습니다. 또 음모를 제모하면 HPV나 헤르페스, 성기사마귀라고 부르는 곤지름 같은 성병에 감염될 위험이 더 커집니다. 그래서 의학자들은 제모나 왁싱으로 얻을 것이 많지 않다고도 합니다.

어느 사회나 특히 여자의 털은(머리카락을 제외하고) 별로 환영받지 못했습니다. 그래서 여자는 사회가 원하는 대로 겨드랑이와 다리의 털을 규칙적으로 면도하고, 매끈한 피부로 관리해왔지요. 하지만 우리 몸의 어느 부분도 다 나름의 중요한 역할이 있듯이 털도 마찬가지입니다.

　문화적으로나 개인의 가치관, 생활방식 때문에 제모를 하는 건 개인의 선택이겠지만 털은 그 나름대로 존재 이유가 있습니다. 기본적으로 털은 피부의 찰과상을 막고 공기층을 형성해서 피부를 보호하는 역할을 합니다. 또 '개인맞춤 향수'라고 하는 페로몬을 보존하는 효과가 있습니다.

　혹시 털이 많아서 성가시다고 생각하나요? 그렇다면 그 털들이 우리 피부를 소중하게 보호하고 있다고 생각해보면 어떨까요? 오직 남의 시선 때문에 별로 얻는 것도 없이 불편을 감당해야 한다면요? 자존감이 높은 사람이라면 내가 편하고 좋아하는 방법을 선택할 거 같군요.

성평등

남녀는 다르면서도 같아

사실 남자와 여자는 몸도 마음도 많이 다르고, 또 많이 같아요. 우리가 이렇게 서로 다른 상대와 우정이나 사랑을 나누고, 또 함께 살려면 서로의 다른 점을 잘 알아야 훨씬 즐겁고 행복한 관계를 이끌어 갈 수 있을 거예요.

여자와 남자는 성에 대한 생각이나 가치관이 많이 달라요. 여러분도 느껴본 적 있나요? 우리가 성에 대해 갖는 생각이나 가치관은 우리가 태어나고 자란, 그리고 지금 살고 있는 환경과 문화에 영향을 많이 받습니다. 자신이 속한 가정, 학교, 종교기관, 사회의 성에 대한 생각이나 태도를 따라가는 경우가 많죠.

특히 우리나라는 가부장주의(쉽게 말해 집의 가장 어른은 아버지, 남자라는 생각) 가치관 때문에 여자와 남자에 대한 성 의식이 공평하지 않았습니다. 이를테면 남자는 성에 대해 많이 알아야 하고, 성경험이 많아야 능력이 있다 생각했고, 여자는 성에 대해 잘 모르고 성경험이 없어야 올바른 생활을 하고 있다고 여겼죠. 육체적인 순결도 남자보다 여자에게 더 강요했고요.

남자와 여자는 가정이나 사회에서 맡은 역할이 명백히 다르다고 생각했고, 남자에겐 더 적극적이고 용맹한 태도를, 여자에겐 더 보수적이고 순종적 태도를 요구하기도 했지요. 이러한 배경에서 사회적으로 요구받는 성 역할을 받아들이거나 거부하면서 여자와 남자의 성 심리는 점점 더 차이가 생겼고, 그것이 현대의 우리에게도 여전히 적용되어서 남녀가 서로 이해하는 데 걸림돌이 되는 경우가 많습니다.

하지만 문화는 변하는 것이고 결국 사람들이 만드는 것이니까 앞으로는 남녀 모두 공평하고 행복한 문화와 환경을 만들도록 노력하면 정말 좋겠어요. 어떤 성이 무엇을 더 못하고 잘하고를 따지기보다 서로의 다른 점을 알고 이해하고 있으면 서로 보완하고 도우면서 더 행복한 관계를 만들어갈 수 있다는 것을 생각해야 해요.

우리는 모두가 존중받아야 하는 존재

여러분도 '양성평등', '성평등', '성인지 감수성'이란 말을 많이 들어봤죠? 어떤 내용을 담고 있는지는 알고 있을까요? 일단 양성평등은 여자와 남자라는 성별이 서로 차별받지 않아야 한다는 의미로 쓰여왔어요. 우리 사회는 오래도록 남성 중심이었고 또 유교적인 가치관인 가부장주의를 알게 모르게 주입받아 왔지요.

특히 남자와 여자의 권리와 의무에 대해 평등하지 않게 여기고 대우해온 게 사실이지요. 뭔가 더 중요하고 가치 있는 일은 남자가 하고 여자는 그런 남자를 보조하고 따라야 한다는 가치였습니다. 그러다 보니 가정과 학교, 사회에 이르기까지 남자를 우선으로 한 정책과 원칙, 시스템이 만들어졌어요.

대체로 남자 집단과 그들의 힘은 사회에서 여자들의 그것보다 힘이 세고 영향력이 강합니다. 특히 남자 개인보다는 남자가 집단이 되었을 때 그 힘은 더 강해지고, 개별 남자도 그런 환경에 적응하며 살아왔지요. 남성성은 여성성보다 강하고, 영향력이 있는 것처럼 여겨져 오기도 했고요.

그렇다면 이런 가부장주의는 모든 남자에게도 좋을까요? 돌이켜 보면 가부장주의는 모든 남자들에게 좋았다고 할 수도 없었습니다. 가부장주의 속에서 남성은 힘과 능력을 가진 존재이기를 강요받습니다. 보다 섬세하고, 다정하고 약한 남자들을 향해서는 또 무자비하게 불평등한 태도를 보이기에 많은 남자들이 일률적으로 사회와 집단에서 요구하는 강하고 거친 남성성을 가져야만 했어요. 남자라는 이유로 풍부하고 섬세한 감정을 드러내기 어렵고, 울면 안 되고 약해 보이면 안 되는 것들 말입니다.

여성성에 대한 사회의 요구 역시 그렇습니다. 약하고, 섬세하고, 수동적이며, 울기 잘하고 돌봄을 받는 존재라고 여자를 정의하기는 좀 어렵지 않나요? 좀 더 생각해봅시다. 주변의 여자 친구들 또는 엄마가 잘 울고 약한 존재인가요? 오히려 더욱 강하고, 돌봄을 받기보다 늘 누군가를 돌보는 존재이지 않나요?

무엇보다 이제 시대가 변했습니다. 여자가 남자만큼 혹은 그 이상 교육받고, 사회에 진출하고 많은 역할을 나눠 맡으면서 여자와 남자는 같은 의무와 권리를 누려야 하며, 그렇게 서로 존중과 인정을 해야 한다는 사실을 알고 요구하게 되었기 때문입니다.

고정된 성역할에 갇히면 여자도 남자도 불행합니다. 사회에서 정하는 남성성과 여성성이 서로를 바라보는 눈을 왜곡하여 연애를 어렵게 하고 커플의 관계를 불편하게 하는 경우가 많습니다. 강의하며 만나는 대학생들 중에도 서로 좋아하는 남녀 커플이 이 고정된 성역할 때문에 자주 싸우기도 하고 심지어 헤어지는 경우도 있으니까요.

우리가 자유롭고 개성을 가진 각각의 존재로서 존중받고, 하고 싶은 일을 마음껏 하고 더 나아가 서로에게 도움이 되는 사회에는 행복한 사람들이 좀 더 많아질 것입니다.

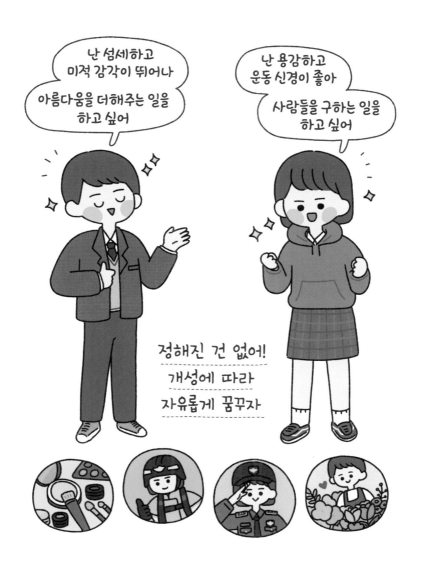

성평등은 양성평등보다 더 나아간 개념입니다. 양성평등은 사람들의 성별을 남자와 여자로 나누어 그들 사이의 평등을 이야기하는 거라면 성평등은 그보다 넓은 성별을 인정하고 그 모두의 평등을 이야기하는 것이니까요. 성평등은 성적으로 다수자와 소수자의 평등을 의미합니다.

지구상 사람들의 성별은 남자와 여자뿐 아니라 간성(생물학적으로도 성별을 정확히 나눌 수 없는)도 있고, 자기가 느끼는 성별 정체성과 생물학적으로 타고난 정체성이 다른 트랜스젠더, 사랑하고 싶은 사람이 이성이 아니라 동성인 동성애자도 있기에 더 다양한 성별을 인정하고 받아들여야 하고 그 안의 누구도 차별받지 않고 행복하게 살 수 있어야 한다는 거죠.

성다수자는 수적으로 많은 이성애자와 남자를, 성소수자는 무성애자, 동성애자, 양성애자, 트랜스젠더, 장애인, 노인과 어린이, 여자까지를 포함하지요. 성적 소수자는 사회적인 약자를 모두 아우르는 개념입니다. 이렇게 성적 소수자와 다수자가 모두 평등하게 살 수 있고 그 다름 때문에 부인당하지 않고 행복해야 한다는 게 바로 성평등의 정신입니다. 다시 말하면 다르다고, 숫자가 적다고 사회적인 약자를 차별하거나 소외시키지 않고 그 다름을 인정하고 존중하며 더 다채롭고 재미있게 어울려 살자는 거죠.

성인지 감수성

자, 그럼 성인지 감수성은 무엇일까요? 쉽게 말해서 성별 사이의 어려움이나 불평등한 부분을 알아차리는 사회적 민감성이라고 할 수 있어요.

예를 들어보죠. 엄마가 외출하시면서 누이 동생에게 "오빠 배고프다니 니가 밥 좀 차려줘"라고 부탁하면 어떤가요? 오히려 손아래 누이 동생을 오빠가 챙겨줘야 할 것 같은데, 오빠는 남자이니까 밥은 여자인 누이동생보고 차리라는 거잖아요. 뭔가 잘못된 느낌이 드나요? 가족을 그린 그림에서 흔히 등장하는 양복을 입고 서류 가방을 든 아빠, 앞치마를 하고 집안일을 하는 엄마의 모습에 불편함을 느끼나요?

성인지 감수성은 성별에 따라 사회에서 특정 역할을 요구할 때 차별과 불평등을 인지하고, 그런 상황에서 옳은 방향을 고민하고 만족스러운 해결책을 만들어내는 능력이기도 합니다.

마음의 변화

내 마음인데 왜 어려울까?

청소년기에는 자신의 마음을 스스로도 잘 몰라서 당황스러울 때
가 꽤 있을 거예요. 어떤 학자는 '청소년기의 뇌가 공사 중'이기
때문이라고도 합니다. 하지만 정확하게는 공사라기보다, 자신의
몸과 마음의 좀 더 세밀한 부분이 성장하고 새로 채워지기 때문
이에요. 청소년기를 거치면서 어린이에서 어른이 되어가는 거죠.
이 시기에는 본인만의 기준이 생기면서 어른들과 갈등이 많이 생
기기도 하고 어른들의 권위적인 행동이나 부조리한 사회에 대해
비판적인 행동과 태도를 보이기도 합니다.

청소년기는 지금까지 어른들에게 의존해 생각하고 판단했던 미

성숙의 상태에서 벗어나 하나의 성숙한 인간으로 거듭나는 중요한 시기입니다. 그래서 그간 자신의 생각과 행동의 결정 기준이었던 부모님이나 어른들의 행동이나 말을 냉정하고 명확하게, 높은 기준의 윤리적 잣대로 비판하기 시작합니다. 청소년기에 비판하는 태도를 갖는 것은 인생의 발달단계에 꼭 필요하고 중요한 과정입니다. 그렇게 나의 정신과 마음, 몸은 성숙해지는 거지요.

청소년기에는 몸뿐만 아니라 자신의 알 수 없는 마음의 변화에도 당황스럽습니다. 성호르몬도 자신의 정신과 마음에 영향을 미치지만, 자신을 둘러싼 주변의 상황도 스스로를 힘들게 하고 스트레스를 주는 요인일 거예요. 말이 안 통하는 부모, 좋기는 하지만 때때로 좀 한심해 보이는 또래 친구들, 끝없는 시험과 경쟁이 극심한 스트레스를 주죠. 이유를 알 수 없이 갑자기 울컥 화가 나고, 눈물이 날 것 같은 당황스러운 우울감을 느끼기도 할 거예요.

여기서 잠깐, 혹시 '짜증나'라는 말을 달고 살지 않나요? 그런데 그런 말을 자주 한다고 해서 심란하고 마음에 안 드는 상황이 좋아지지는 않아요. 오히려 '짜증나'라고 말하는 순간 점점 더 기분이 나빠지는 것을 경험하게 됩니다. 그래서 부정적인 말보단 긍정적인 말을 하려고 애쓰는 게 좋습니다. 우리는 생각을 말로 표현해 밖으로 꺼내는데, 말의 힘은 아주 강력해서 이미 말한 것들에 의해 우리의 감정이나 생각이 좌우되기도 하거든요. 다른 누구도 아닌, 나 자신을 위해서 긍정적인 말하기를 연습해보면 좋겠습니다.

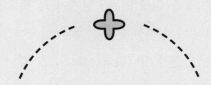

사랑은 나뿐 아니라
상대의 행복에 그만큼 예민해야 합니다.
진정한 사랑을 찾을 수 있을 때까지
많은 경험을 통해 안목을 키워나가야 해요.

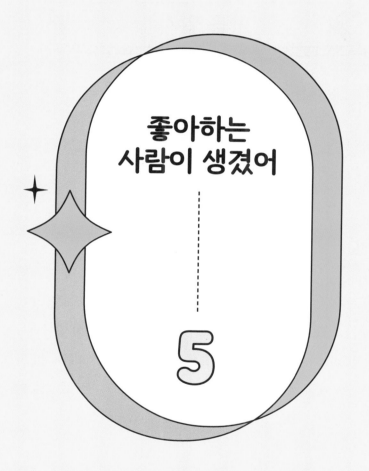

좋아하는
사람이 생겼어

5

마음 알기

내게도 사랑이 시작되었어

좋아하는 사람이 생겼다고요? 와~! 요즘 롤러코스터를 탄 것처럼 매일이 신나고 다채롭겠네요. 그래서 온종일 그 친구를 떠올리고, 행여 그 친구랑 마주치기라도 하면 가슴이 쿵쿵 뛰어서 좋아하는 마음을 들킬까 봐 일부러 쌀쌀맞게 대하는 거예요? 그런데 이 마음이 우정과 분명히 달라서 마음이 설레고 온종일 '붕' 뜬 기분이라고요? 나와 다른 누군가를 나만큼 중요하게 생각하고, 마음에 두는 일은 힘들면서도 정말 멋진 경험이죠.

부모님은 자녀가 이성교제에 너무 심각하게 빠져들어서 성적이 떨어지고 다른 것에 무관심해질까 봐 걱정하고 잔소리를 하시지만, 사실 엄마와 아빠, 그리고 주변의 모든 어른들도 다 거쳐 온 과정이랍니다. 이성교제를 시작하면 공부에 지장이 있다고 걱정하시는 걸 보면 아마 부모님들도 그러셨던 경험이 있는 걸까요?

그 마음 때문에 하루 종일 설레고 허둥대고, 그 친구랑 마주칠까 봐 머리를 감지 않으면 밖에도 안 나가는 건 자연스러운 일이에요. 그 애를 보고 싶어서 그 애 주변을 몇 시간이고 서성거리다가 정작 만나면 왜 바보 같은 말만 나오는 걸까요?

그런데 그 마음이 바로 '사랑'일까요? 사랑이라는 말을 꺼내니 새삼 마음이 설레는데요! 사랑은 부모와 자식 간에, 선생님과 제자 간에, 다양한 대상에게 생길 수 있는 마음이죠. 하지만 여기에서는 성적인 사랑을 이야기해보려고 해요.

학교나 등하굣길에서, 혹은 학원이나 동아리에서 만나 유난히 신경이 쓰이는 그 애에게 느끼는 자신의 마음이 사랑일까요? 사랑에 빠지면 마음이 설레고 어지럽고, 때로는 몸이 붕 떠서 날아갈 것같이 혼란스러운 느낌이 듭니다. 밥을 먹든 잠을 자든 그 애 생각만 나고, 막상 그 애를 만나면 심장이 너무 빨리, 크게 뛰어서 소리가 들리면 어쩌나 싶을 정도죠. 전화나 문자에 매달리게 되고 얼이 빠진 것 같은 상태가 되기도 합니다.

그래서 《연애론》을 쓴 스탕달이라는 프랑스 소설가는 레오노라라는 여인을 사랑하게 되었을 때, 그녀가 자신에게 팔짱을 끼거나 팔을 잡으면 마음이 허둥대서 마치 처음 걸음을 배운 아기처럼

발을 헛디디는 바보 같은 행동을 하게 된다고 쓰기도 했어요. 그걸 '스탕달 효과'라고도 하죠.

또 사랑에 빠지면 심장이 쿵쾅대고 숨이 막히는 듯한 느낌이 들거나, 손에 땀이 나고 가슴이 답답해지기도 해요. 그에게 끌려서 상대를 이상화하거나 숭배하는 마음도 생기고, 상대의 행복을 위해서라면 자신을 돌보지 않고 온 마음을 다 바치려고도 하죠. 가족이나 친구, 학업과 같은 자신에게 중요한 것들도 다 잊어버리고 온통 그 사람만 생각하는 거예요.

사랑에 빠지는 건 마음에서 일어난다고 하지만 사실은 뇌에서 분비되는 호르몬의 작용이기도 합니다. 누군가에 매혹되면 일종의 흥분제 역할을 하는 호르몬인 암페타민이 분비되면서 붕 뜨는 느낌을 받는다는 거예요. 그러면서 중독 호르몬인 도파민이 분비되는데, 그런 상태가 오래되면 너무 힘들어지니까, 그 흥분을 진정시키기 위해 진통 호르몬인 엔도르핀이 분비되어 행복해진다는 거죠.

하지만 사랑이라는 감정을 이렇게 뇌 속에서 일어나는 화학작용이라고만 한다면 너무 건조한 이야기 같지요? 그렇죠, 우리가 마음이라고 부르는 정서적인 작용이 왜 없겠어요? 이런 화학적, 정서적, 육체적 끌림은 사랑 속에서 다 함께, 동시적으로 일어나는 거예요. 하지만 사랑이 이렇게 들뜨고, 그 사람 말고는 아무것에도 관심이 없고 격렬한 감정과 육체적인 흥분에만 빠져 있는 거라면, 우린 곧 지쳐서 아무것도 할 수 없게 될 거예요. 그래서 열정적이었던 사랑은 잠잠해지고, 신뢰할 수 있고 안정적인 상태가 되어야 사랑을 오래 지속할 수 있는 거죠. 그것을 동반자적인 사랑, 성숙한 사랑이라고 합니다.

이렇듯 좀 더 성숙한 사랑은 서로의 장점과 매력에만 끌리는 시기를 지나, 서로의 결점이나 모자람, 단점, 이상한 버릇 등 상대가 가진 모든 것을 감싸 안고 인정하면서 커가는 것이랍니다. 성숙한 사랑은 상대를 충분히 알고 이해할 만큼의 긴 시간을 거쳐야만 만들어져요. 그래서 사랑을 슬프거나, 기쁘거나 하는 단순한 감정이라기보단 경험이라고 하는 거예요.

계속 좋은 사랑을 하려면 사랑하는 사람의 행복을 위해 행동할 수 있어야 하고, 내가 원하는 방향으로 상대를 변화시키기보다 상대의 모든 것에 감사하고 존중할 줄 아는 마음을 키워가야 합니다. 그리고 오로지 상대에게만 헌신하려는 마음, 또 상대의 세계관이나 가치관, 목표, 그 사람이 상처받기 쉬운 점들을 알고 이해하려는 노력이 있어야 하지요. 결국 사랑이란 어떤 한 사람을 알고 인정하고, 이해하고, 보호하고, 지키고, 돌보아서 그 사람을 더욱 행복하게 해주려는 모든 노력을 말하는 거라고 할 수 있어요.

사랑은 그에게 전적으로 의지하거나 그의 모든 것을 가지려는 독점욕이 아니에요. 상대가 원하지 않는데도 '사랑'이라는 이름으로 그의 생활에 너무 깊이 관여하는 게 아닌지, '관심'이 아니라

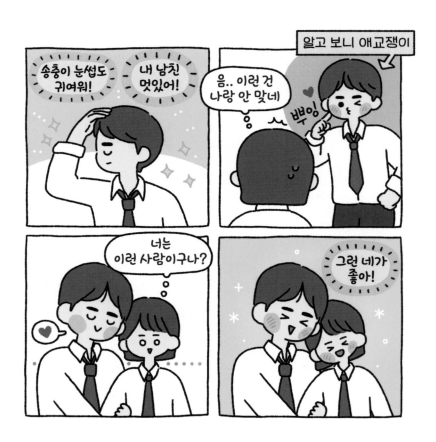

'간섭'하고 있는 것은 아닌지 돌아보는 것도 필요해요. 사랑은 나뿐 아니라 상대의 행복에 그만큼 예민해야 하는 거거든요.

　마찬가지로 상대가 너무 나를 의지하게 하거나 모든 것을 다 그에게 주고 나를 너무 돌보지 않거나, 나의 모든 권리를 그에게 무조건 허용하는 것 또한 좋은 사랑은 아닙니다. 그러니까 자신이 사랑이라는 감정으로 인해 점점 아무것도 아닌 존재가 되고 비참해진다면 그건 '좋은 사랑'은 아니란 거예요.

　결론적으로 어떤 사랑이 나를 더 좋은 사람으로 살게 한다면 그것은 좋은 사랑이라고 할 수 있겠죠. 사랑은 서로 바라보지만, 너무 기대지 않고 항상 자기의 자리에 서 있어야 합니다. 어려운가요? 맞습니다. 내게도 상대에게도 좋은 사랑을 하는 것은 쉽지 않은 일이에요. 그리고 그것은 열정의 뜨거움이 좀 가라앉아야 가능하답니다. 하지만 대개의 사랑은 열정 단계에서 끝나는 경우가 많아요. 물론 그런 경험도 필요해요. 사랑에서도 다양한 경험은 참 중요하답니다. 무엇보다 지금은 많은 것을 배워가는 단계니까요.

누군가와 사귄다는 것

"너희가 사랑이 뭔지는 아냐?" "공부나 하지 지금 무슨 연애야?" 주변의 어른들이 훈계하듯이 하는 이 말을 한번쯤은 들어봤을 거예요. 그런 말을 들을 때마다 속으로 '제가 어리다고 사랑을 모르진 않거든요?'라고 생각했을 거예요.

맞아요, 청소년기는 충분히 누군가에게 성적인 사랑을 느낄 수 있는 나이예요. 우리 고전소설 《춘향전》에서 춘향이가 이몽룡 도령을 만나 사랑에 빠졌던 나이도 16세였고, 영국의 대문호 셰익스피어의 유명한 희곡 《로미오와 줄리엣》에서 줄리엣도 16세였다고 하니까 말이에요.

돌아보면 저도 청소년일 때 남학생들이 보냈던 연애편지를 엄마 몰래 읽으면서 가슴이 쿵쿵 뛰고 설레었던 기억이 있답니다. 그리고 등하굣길에 근사한 남학생이 따라오거나 말을 붙일 때의 그 느낌도 알죠. 하지만 그때는 지금과 달리 남학생과 여학생이 친구로도 만나기 어렵던 시기였어요.

지금 생각해보면 왜 그렇게 어른들이 청소년들의 이성교제를 엄격하게 겁을 내고 막았을까 좀 우습기도 해요. 자연스러운 과정이었는데 말이죠. 큰일이 난 것도 아니고요. 어쩌면 그렇게 어른들이 청소년들의 사랑과 연애를 막았기에 더 불필요한 호기심이 커지고, 실체를 알아가기보다는 상상을 키웠기에 어른이 되어서도 연애가 참 어려웠는지 모르겠어요.

지금은 그때와 달리 어느 정도 개방적인 분위기인 데다, 남녀 간의 이성 친구도 부모님이 크게 반대하지는 않는 것 같아요. 물론 걱정은 조금 하시죠. 청소년들은 아직은 인생 경험이 많지 않아 스스로의 판단을 온전히 신뢰할 수 없기 때문이에요. 정보가 충분하고 경험이 많을수록 좋은 결정을 하게 되는데, 아직 어린 청소년기에는 많은 사람을 겪어보지 못해서 사람을 만나고 선택할 때 실수하기가 쉬워요. 물론 실수가 사람을 성장시키기도 하지만 늘 그런 것은 아니거든요. 실수를 만회하기 위해 더 커다란 보상을 치러야 할 때도 있으니까요.

또 좋아하는 감정만으로 마치 불빛에 뛰어드는 불나방처럼 사랑에 빠져들기도 하지만, 산다는 것은 아주 긴 마라톤과 같아서 좀 더 신중하게 생각하고 선택할 필요가 있습니다. 뭐 그렇다고 실수를 아예 안 하긴 어렵지만, 상처의 크기를 좀 줄일 수는 있겠죠.

누군가와 사귄다는 것은 나와 다른 사람을 특별하게 알아갈 수 있는 아주 좋은 기회지만, 아직 배우자를 고를 나이가 아니란 걸 늘 잊지 말았으면 해요. 자신이 정말 특별한 한 사람을 만나 인생을 함께 가겠다고 결정할 수 있을 때까지 많은 사람을 만나서 사귀고, 경험하며 사람을 보는 안목을 키워가야 하는 거예요. 나에게 잘 맞는 사람, 내가 아주 오래도록 사랑할 수 있는 사람을 알아볼 수 있도록, 또 그 사람을 더 잘 이해하고 사랑하기 위해서 다양한 사람을 만나는 게 도움이 될 겁니다.

청소년기에 또래의 이성 친구들을 만나면서 배웠으면 하는 것은 남자와 여자의 다른 점을 알고 이해하는 것과 건강하고 원만한 관계를 연습하는 거예요.

표현하기

나 널 좋아해

누군가를 많이 좋아하게 되면 그와 '특별한' 관계가 되고 싶어요. 물론 어떤 사람은 그 감정을 자기만의 비밀로만 묻어둔 채 혼자 좋아하는 경우도 있어요. 그걸 흔히 짝사랑이라고 하는데, 짝사랑은 엄밀히 말해서 그 사람과 어떤 관계를 맺는 건 아니에요. 혼자 좋아하는 그 사람은 굉장히 많은 부분 진짜 그 사람이 아니라 '내 상상 속의 그대'니까요. 하지만 나 아닌 누군가가 너무 소중해지고 그를 중심으로 세상이 재편되는 듯한 기분은 정말 놀랍지 않아요? 사랑은 정말 놀라운 경험이에요.

　나만 좋아하는 것이 아니라 상대도 나를 좋아하기 시작하는 일은 더 어렵고 멋집니다. 오직 둘만이 공유하는 뭔가 비밀스러운 감정이 생기고, 함께 있고 싶고, 슬픔이나 기쁨 같은 정서적인 감정 또한 공유하고 싶을 뿐만 아니라 그 사람을 만지고 싶은 감정 모두 다 사랑하는 마음에서 비롯되는 거예요.

처음으로 자기 마음을 상대에게 고백하는 것은 참 어려운 일입니다. 상대가 거절하면 어떻게 해야 할지 몰라서 더욱 망설이게 되고, '거절'로 그 마음을 잃게 되느니 차라리 내색하지 않으면 적어도 좋아하는 마음은 지킬 수 있다고 생각해서 그 주변을 서성거리게 되죠. 좋아하는 사람에게 거절당할까 봐 두려운 건 너무 당연해요.

하지만 시도하지 않으면 그 사람을 얻을 수도 없어요. 일단 그 사람의 이름을 부르는 것에서 모든 관계는 시작됩니다. 시인 김춘수의 유명한 시 〈꽃〉에 "내가 그의 이름을 불러주었을 때 그는 나에게로 와서 꽃이 되었다"라는 구절이 있듯이요. 누군가에게 관심이 생기면 누가 뭐라지 않아도 그 사람 주변을 맴돌게 돼요. 그러면서 눈을 마주치고, 눈이 마주칠 때마다 자신도 모르게 웃게 되죠.

그러니 내가 좋아하는 마음처럼 상대도 나를 좋아했으면 좋겠다고요? 그럼 자신의 관심을 표현해야죠. 어떻게요? 그 사람이 도움이 필요할 때, 이를테면 엘리베이터에 타려는데 들고 있는 짐이 너무 많으면 짐을 좀 나눠 들어준다든가, 문을 열고 나갈 때 문을 열어주고, 나갈 때까지 잡아주는 사소한 도움도 마음을 열게 할 수 있어요.

몇 번 눈이 마주쳤고, 그래서 상대가 내 존재를 알고 있는 것 같으면, 가슴이 두근거리겠지만 일단 가서 말을 붙여보는 거예요. 아주 일상적인 대화에서 시작하는 거죠. 설마 처음부터 아주 심각한 주제로 말을 시작해서 상대를 불편하게 할 생각은 아니죠?

무엇보다 말을 거는 것이 시작이에요. 말은 누군가에게 관심을 나타내는 좋은 방법이죠. 타이밍을 잘 잡는 것도 중요합니다. "재미있는 영화가 있는데 같이 보러 갈래?"라고 묻거나, 음악을 좋아하는 친구라면 음악 이야기로 말문을 열 수도 있어요. 먹는 걸 좋아하는 친구라면 "OO 떡볶이가 그렇게 맛있다던데, 같이 갈래?"라고 해보는 거죠. 누구라도 남이 자신에게 좋은 감정을 갖고 있다는 것을 싫어할 사람은 없어요. 그것이 받아들일 마음인가 하는 것과는 별개로 말이에요. 어쨌든 말을 걸어야 해요. 용기를 내보라고요!

말을 거는 것이 너무 힘들면 편지나 메신저, 문자로 시작을 해보는 것도 나쁘지 않아요. 요즘은 메신저로 고백을 하기도 하더라고요. 자신이 할 수 있는 어떤 방법도 괜찮아요. 물론 상대방의 기분이 상하지 않게, 진심을 담아서 하는 게 중요하죠.

상대가 거절하면 상대의 뜻을 존중해야 합니다. 상대가 그럴 마음이 없다는 데도 계속 따라 다니며 자신의 호감을 표시하는 건

'스토킹'이 될 수도 있으니까요. 제 경험도 떠오르는데요. 학교 갈 때 버스에서 자주 마주치던 한 남학생이 '좋아한다'고 어느 날 갑자기 고백을 해왔어요. 저는 그에게 별로 관심이 가지 않아서 거절 의사를 밝혔는데 그 남학생이 포기하지 않고 한참 동안 따라다니는 거예요. 저를 좋아하기 때문이라는 건 알지만 나중에는 그와 마주칠까 봐 겁나고 불편해서 버스를 여러 번 갈아타면서까지 피했던 생각이 나요. 타인의 호감이 짜증과 두려움으로 변하는 순간이었죠.

신호 읽기

- 상대가 나와 자주 눈을 마주치고 내 말에 호응하고, 잘 웃어준다면 나를 좋아한다는 표시입니다. (좀 어렵지만 웃어주거나 친절하게 말한다고 해서 좋아한다는 뜻은 아닐 수 있어요. 그 사람이 친절한 사람이고 마음이 약해서 그런 것일 수 있어요.)
- 상대가 나와 같이 있고 싶어 하거나 같이 무언가를 하는 것을 좋아한다면 그건 좋아한다는 표시입니다.
- 상대가 늘 바쁘다고 하고 문자에 답하지 않거나 전화를 무시하면 그건 호감이 아닙니다. 거절의 표시일 수 있습니다.
- 상대가 나를 궁금해하지 않는다면 좋아하는 게 아닐 수 있습니다.

이런 실수는 하지 않았으면 해요. 상대방의 마음이 정말 어떤지를 내 기준에서 판단하기보다는 상대의 의사표현을 받아들이는 것이 내가 좋아하는 사람에 대한 예의 아닐까요?

고백을 거절당하면 어쩌지?

좋아하는 상대에게 거절당하면 너무나 창피할 것 같아서, 또 거절당한 후엔 그 앨 못 볼 것 같아서 걱정이라고요? 거절당할까 봐 두렵겠지만 생각해보면 우리는 살아가면서 정말 수많은 거절을 당하게 돼요. 그러니 거절에 대해 좀 맷집을 키운다고 생각하면 어떨까요? 거절당한다고 해도 일단 제의를 해보는 것은 자신의 마음을 알린 것이고, 한 가지 꼭 해결하고 싶었던 문제를 해결한 것이라고 생각하면 좋을 거예요.

다시 말하지만, 거절을 당했더라도 세상이 끝나는 것은 아니에요. 그 사람을 얼마나 좋아했느냐에 따라 상심의 정도가 다르겠지만 말이에요. 거절당했다는 것은 그 사람의 취향이 아니라는 거지, 다른 모든 사람이 자신을 좋아하지 않을 거란 뜻은 아니죠. 그리고 다시는 그 친구랑 이야기도 할 수 없을 거란 의미도 아닙니다. 다만 '특별한 사이가 되기'를 거절한 거죠. 그러니 너무 실망하거나 '앞으로 다시는 누구에게도 말을 걸지 않겠어'라든가, '나는 누군가한테 사랑받을 수 없는 사람인가 봐'라고 생각할 필요는 없다는 겁니다.

거절당해서 슬플 때는 세상이 끝난 것 같겠지만, 내일은 또 새로운 날이 옵니다. 슬플 때 혼자 자기감정에 너무 빠지지 말고 좋아하는 일을 다시 하는 것이 좋아요. 이를테면 좋아하는 음악을 듣거나, 친구랑 맛있는 걸 먹으러 가거나, 부모님이나 믿을 만한 사람에게 털어놓고 위로를 구하는 것이 빨리 그 감정에서 빠져나오는 길입니다. 자기감정을 글로 써보는 것도 마음을 정리하는 데 도움이 됩니다.

아무리 생각해봐도 이별의 슬픔에 가장 좋은 약은 바로 '시간'입니다. 이 또한 지나갈 거라 생각하고 잘 견디세요. 시간이 지나면 마음의 상처는 자연스레 아물고 또 다른 매력 있는 친구가 내 마음에 들어오게 되거든요.

내 마음은 다른데 어떻게 거절할까?

누군가가 내게 호감을 표시할 때 기분이 나쁘지는 않지만, 나는 그렇게 호감이 가지 않는다면 꼭 그 마음을 다 받아야 하는 건 아니에요. 명확하게 자신의 뜻을 전하는 게 서로를 위해 좋은 일입니다. 하지만 너무 야멸차고 냉정하게 거절해서 상대를 당황하게 만드는 것은 예의가 아니죠.

적어도 그 사람은 내게 호감을 느끼는 사람이니까, 단호하지만

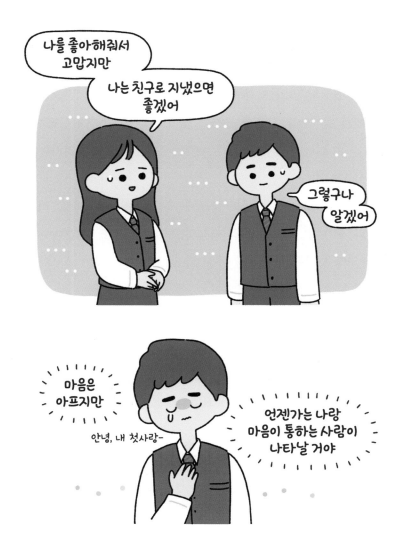

부드럽게 거절하는 게 좋아요. 이 말은 이중 메시지를 보내라는 게 아니에요. 만약 실실 웃으며 거절을 하면 상대는 그 말이 진심인지 아닌지 헷갈리게 되고, 아니면 자기를 우습게 본다는 생각에 기분이 몹시 상할 테니까 말이에요. 그래서 메시지는 단호하되 말투는 부드러워야 한다는 겁니다.

"네가 나를 특별하게 생각해준다니 고맙지만, 나는 그런 감정이 아니야. 그냥 지금처럼 좋은 친구로 지냈으면 좋겠어"라든가, "너한테 상처 주고 싶지 않지만, 내 마음이 바뀔 것 같지 않아"라고 말이죠. 거절할 때도 상대방을 존중하는 것을 잊지 마세요. 또 거절한 후에 다른 친구에게 이 사실을 알려서 상대의 마음을 우습게 만드는 것은 참 어리석고 무례한 행동이겠지요.

난 남자인데 남자가 좋은 것 같아

남자인데 남자가 좋을 수도 있고 여자인데 여자가 좋을 수도 있어요. 우정이 아니라 사랑하는 마음을 가질 수 있다는 겁니다. 하지만 우리 사회에는 여자와 남자가 서로 사랑하는 이성애자가 훨씬 많아서, 또 대부분 스스로 이성애자라고 믿고 있기 때문에(전체 남성의 88퍼센트는 자신이 이성애자라고 생각한답니다) 같은 성끼리 사랑한다는 것을 낯설게 생각합니다.

그래서 동성을 좋아할 때 그 상대방은 당황스러워할 수도 있습니다. 자신도 상대의 반응에 상처받을 수 있고요. 남자가 여자를 좋아하는 것보다 같은 남자를 좋아할 확률은 훨씬 낮아요. 여자도 마찬가지죠. 사실 동성을 사랑하는 비율은 10퍼센트가 안 되기 때문에 상대를 만나기가 참 어렵습니다.

그러니 상대도 자신처럼 동성을 좋아하는지 취향을 미리 좀 알아보면 좋을 거예요. 게이나 레즈비언에 대한 주제로 상대와 이야기를 해보면 동성애에 대한 상대방의 생각을 알 수 있을 거예요. 또 무지개 리본이나 배지 같은 표식을 가방에 달았거나 사용한다면 그 친구도 자신의 성적 지향과 같거나 적어도 인정하고 응원하는 사람일 거예요. 어쨌든 자신이 동성을 사귀고 싶다면 적어도 그 상대에게는 자신의 지향에 대해 커밍아웃해야 합니다. 앞에서 말한 것처럼 먼저 상대의 생각을 알아보면 훨씬 안전하게 만날 수 있겠죠.

성소수자

성정체성과 성지향성

태어난 몸과 자기가 자각하는 성별에 대한 생각을 성정체성이라고 합니다. 사람들 대부분이 자신의 몸의 성별과 마음의 성별이 일치하지만 그렇지 않은 사람도 있습니다. 이렇게 성별 정체성이 몸의 성별과 같지 않은 사람을 우리는 트랜스젠더라고 합니다.

생물학적으로 여자의 몸을 가졌지만 자신을 남자라고 느낀다든지, 남자의 몸을 가졌지만 여자라고 생각하거나, 혹은 사회에서 정한 어떤 성별에도 속하지 않는다고 생각하는 사람들이죠. 이런 사람은 사회 속에서 자신이 생각하는 성정체성으로 살고 싶어 합니다. 그래서 우리가 성전환 수술이라고 부르는 것을 그들은 성별

회복 수술이라고 부릅니다.

또 사랑과 애정이 향하는 방향(대상)을 성지향성sexual oriented이라고 하는데 이 성적 지향에는 동성을 사랑하는 동성애, 이성을 사랑하는 이성애, 동성과 이성 양쪽에 사랑을 느끼는 양성애, 어느 쪽도 사랑을 느끼지 않는 무성애가 있습니다.

이렇게 성적 취향이 다른 이유에 대해서 학자들 사이에도 이론이 아직 분분해요. 어떤 사람은 부모의 양육 태도, 환경 같은 것이 영향을 미쳤다고도 하고, 어떤 사람은 선천적이라고도 해요. 수천 년 동안 이 문제를 연구해오고 있지만 아직도 무엇이 성적 지향을 결정하는지는 확실하지 않아요. 하지만 인류 역사상 아주 오랫동안 동성애가 존재했고, 동성애적인 생활방식도 이성애적 생활방식과 마찬가지로 사라지지 않을 겁니다.

최근엔 엄마의 태내에서 어떤 이유인지 정확하지 않지만 성적 취향이 정해져서 태어난다는 이론이 힘을 받고 있습니다. 황인종, 흑인, 백인처럼 원래 그렇게 타고났다는 거예요. 자신이 선택하지 않았고 자기 의지로 바꿀 수도 없기 때문에 책임을 물어서도, 차별해서도 안 된다고 생각하는 거죠. 동성애자들 역시 다른 모든 사람과 똑같이 존중받아야 한다는 것입니다.

하지만 여전히 일부 국가나 종교에서는 동성애를 죄로 생각하고 동성애자를 받아들이지 않을 뿐 아니라, 이슬람권의 어떤 나라들에서는 동성애자라는 이유만으로 지금도 한 해에 수천 명이 교수형에 처한다고 하니 무서운 일이에요. 많은 동성애자들이 동성애자라는 이유만으로 그동안 차별을 받고, 심지어 목숨마저 위협당하기도 했습니다. 하지만 자신과 다르다는 이유만으로 누군가를 아프게 하거나 힘들게 해서는 안 되는 것 아닐까요?

제 생각은 동성애자가 죄인이라고 종교에서 정한다 해도 그건 신의 영역이지 사람의 영역에서 다룰 일은 아니라고 생각합니다. 중요한 건 우리 모두 약하고 미흡한 사람들이고 이 시대를 지구상에서 함께 살고 있으니 함께 행복해야 한다는 겁니다.

여전히 나와 다르다고 차별하고 혐오하는 이들이 많은 이런 사회에서 동성애자로 산다는 것은 쉽지 않기 때문에 자신의 진짜 모습대로 살지 못하는 사람이 적지 않을 거예요. 그건 참 마음 아픈 일이에요. 사람들은 모두 자기의 모습대로 살기를 원하고 그래야 행복할 수 있으니까요.

청소년기의 커밍아웃

연구 결과에 따르면, 꽤 어린 나이부터 자신의 성지향성이나 성정체성을 알아차리는 경우가 많다고 해요. 그리고 고민하는 거죠. 하지만 청소년기에는 실제 동성애자가 아닌데도 동성 친구를 보고 가슴이 두근거리거나 이성 간의 사랑 같은 감정을 느끼기도 해요.

저도 고등학생일 때 한 동성 친구를 몹시 좋아했어요. 우정이라기엔 그 친구를 좋아하는 마음이 참 절절했었어요. 그래서 다른 친구가 그 친구랑 친해지는 것이 너무 괴로웠고, 그 친구가 나 아닌 다른 친구랑 손을 잡거나 이야기를 하면 질투심이 끓어오르곤 했죠. 그 친구를 보면 가슴이 뛰었고, 언제나 그 애와 함께 있고 싶었어요. 그 친구를 만지고 싶다거나, 키스하고 싶은 마음은 아니었지만 그야말로 플라토닉한 사랑이라는 생각이 들 만큼 그 친구를 사랑했어요.

그 감정은 대학을 다닐 때까지도 이어졌어요. 물론 그동안 남자 친구도 사귀고 사랑도 했어요. 제법 오랜 세월이 지난 후, 독일에 살고 있는 그 친구를 만나게 됐어요. 친구네 집에서 며칠 묵으면서 지난 일을 웃으며 이야기했어요. 하지만 결론적으로 전 동성애자가 아니에요. 저는 남자와 성적인 사랑을 하는 이성애자죠.

그래서 저는 청소년기에는 자신이 동성애자다, 양성애자다, 라고 너무 빨리 결정하고 또 커밍아웃(coming out, 남에게 동성애자라고 스스로 밝히는 것)해야 할 필요는 없다고 생각합니다. 자신이 원해서가 아니라면 어떤 강박이나 압력 때문에 자신의 성적 지향을 빨리 결정하거나 드러낼 이유는 없다는 거죠. 스스로 충분히 준비가 된 후에 커밍아웃을 해도 늦지 않다는 거예요.

청소년기에는 일시적으로 동성애적인 성향을 겪는 경우도 적지 않고, 분명하다면 더욱 그렇습니다. 자신이 동성애자일 수도,

양성애자일 수도 있고 이성애자일 수도 있어요. 그 어느 쪽이어도 살아가면서 점점 더 자신이 사랑하는 대상에 대한 취향은 분명해질 거예요. 즉 지금은 앞으로 살아야 할 미래를 준비하는 시기이기 때문에 만약 자신이 동성애자라도 그 사실은 바뀌지 않으니 꼭 지금 인정해야 할 필요도, 커밍아웃을 해야 할 이유도 없어요.

충분한 마음의 준비가 되고 안전할 때, 안정적으로 자신의 인생을 살 수 있을 때 커밍아웃을 해야겠다고 생각한다면 그때 하면 되는 거죠. 또 동성애자라고 누구나 모두에게 꼭 커밍아웃을 해야 할 필요는 없습니다.

무엇보다 청소년기에는 지금 자신의 미래를 준비하고, 좋은 경험을 많이 쌓는 것에 더 관심을 쏟아야 해요. 만일 자신이 동성애자거나 트랜스젠더라면 앞으로의 현실은 이성애자보다 어려울 수 있습니다. 성적 소수자이기 때문에 힘든 일이 닥칠 때 흔들리지 않고 잘 살아가려면, 자신의 미래를 위해 남들보다 더 열심히 준비하고 스스로를 더 단단히 하는 게 중요하다고 생각해요.

동성애에 대한 이야기를 좀 더 해보자면, 요즘 동성애에 대한 관심과 이해가 예전보다 높아지고 있어요. 사람들이 동성애자를 보는 시각도 훨씬 여유롭고 자연스러워진 것 같지만, 실제로 동성애자를 직접 대하면 여전히 혐오와 차별이 존재하는 것을 알 수 있습니다.

그리스의 시인 사포, 유명한 화가인 레오나르도 다빈치, 《행복한 왕자》의 저자인 오스카 와일드, 작곡가 차이콥스키, 트루먼 카포티, 앤디 워홀, 엘튼 존 같은 사람들의 공통점이 무엇인지 아시나요? 이들은 모두 동성애자였다고 해요. 자신의 능력을 펼치고, 사람들과 함께 어울려 살아가는 데 성적 지향은 전혀 상관없습니다.

나와 다르다는 이유만으로 살아가는 데 어떤 차별이나 불편함을 당하지 않는 세상, 내가 나의 모습으로 당당하고 자유롭게 살아갈 수 있는 세상이야말로 정말 좋은 세상 아닐까요? 분명한 건 우리의 주변에는 생각보다 많은 성적 소수자가 있습니다. 자신의 친구일 수도, 형제일 수도, 동료일 수도 있지요.

커밍아웃과 아웃팅

커밍아웃은 자신의 성정체성이나 성지향성을 다른 이에게 직접 알리는 것을 말해요. 아웃팅은 자기가 원하지 않는데 강제로 남에게 알려지는 것을 말하죠. 커밍아웃은 자발적이지만, 아웃팅outing은 그렇지 않고 폭력적인 것이에요.

누구도 즉흥적으로 커밍아웃을 결정하진 않을 거예요. 하지만 자신이 동성애자임을 받아들이면, 숨바꼭질을 끝내고 싶어서 일어날 수 있는 위험들을 무릅쓰고 커밍아웃을 선택하게 되는 것 같아요. 자신의 본모습을 남에게 인정받고 존재 그 자체로 살아가는 것은 참 중요한 일이거든요.

다른 나이대에도 쉽지 않지만 청소년기에 자신이 동성애자라고 밝히는 것은 더 어렵습니다. 청소년은 아직 가족에게 경제적, 정서적으로 많이 의지해서 살기 때문이죠. 젊은 동성애자들의 자살률이 같은 나이의 이성애자들의 자살률보다 더 높은 이유는 대체로 가족들에게 거부당할 때 대처하기가 어렵기 때문이기도 합니다.

예전보다 동성애에 대해 지원하는 개인이나 단체가 늘어난 덕분에, 커밍아웃을 하는 연령이 더 낮아지는 추세라고 하지만 커밍아웃은 좀 더 신중해야 할 필요가 있어요. 세상에는 여전히 동성애자에 대한 몰이해와 편견을 가진 사람들이 많고, 이들에게 커밍아웃한 사람들은 표적이 될 수도 있기 때문이죠.

그래서 커밍아웃을 할 때는 상대가 어떤 사람인지 잘 생각해보는 게 좋아요. 평소에 동성애자에 대한 그의 생각을 미리 알아보면 좋을 거예요. 그리고 다른 사람에게 방해받지 않고 충분히 이야기할 수 있는 조용한 장소에서 얘기하세요. 적어도 자신을 일부러 위험에 빠뜨릴 필요는 없잖아요? 성소수자 단체나 모임 등에 나가서 다른 사람들이 커밍아웃한 경험을 들어보는 것도 도움이될 겁니다. 또 이런 경험을 가진 상담자를 찾아가 도움을 청하는 것도 좋겠지요.

그리고 혹시 주변의 친구가 자신이 게이나 퀴어라고 커밍아웃을 하거든, 그 사실을 다른 사람에게 말하지 않아야 해요. 그 친구는 나에게만 알린 거지 다른 이에게까지 알려달라고 요청한 것이 아니니까요. 만약 그 친구가 나에게 커밍아웃을 했다면 나를 그만큼 신뢰하고 중요하게 생각하기 때문일 거예요.

혹시 그 친구가 나에게 동성으로서 애정을 느낀다고 고백하더라도, 내 마음은 그렇지 않다면 그 마음을 정중하게 거절하면 돼요. 계속 우정을 유지할지, 아니면 관계를 끊을지 그것은 내가 결정할 일이에요. 하지만 그것 때문에 그 친구를 비참하게 하거나 위험에 빠뜨리는 실수는 하지 않아야겠죠?

무지에서 비롯된 편견

이성애자 중심의 세상에서 동성애자나 양성애자 같은 성적 소수자가 살아가는 것은 쉽지 않습니다. 잘 모르면서 사람들은 '게이', '트랜스젠더' 등의 단어를 욕처럼 사용하기도 하지요.

그래서 실제로 동성애자라고 아웃팅이 되면 생활이 고달파지기도 합니다. 못되게 행동하고 괴롭히는 소수가 그렇지 않은 다수보다 더 잘 드러나기 때문에 더 우울해지기도 하죠.

동성애자에 대한 이런 부정적인 낙인찍기와 무지에서 비롯된 편견은 성소수자 청소년들의 자학행위나 자살로 이어질 수 있습니다. 사춘기는 모두에게 힘든 시기인데, 성소수자 청소년들은 자신의 성정체성에 대한 불안, 동성애 관계에 대한 지지 부족, 친구들로부터의 괴롭힘으로 자존감이 떨어지고 동성 파트너를 구하

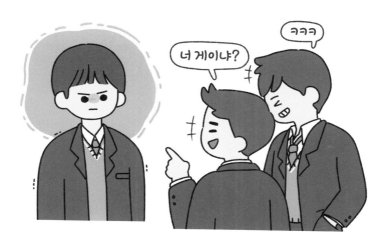

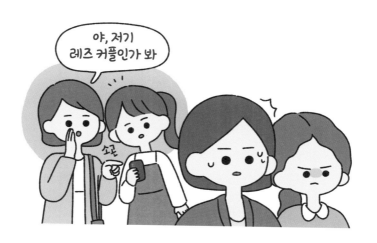

기 어려워 더욱 고립감을 느낄 수 있어요.

하지만 성적 소수자와 아무런 편견 없이 잘 지낼 수 있는 사람이 많다는 것도 기억하세요. 저처럼요. 제 주변의 많은 사람이 저와 같은 생각을 합니다. 행복하게 살기 위해서 모두의 동의를 얻을 필요도 없습니다. 우리 주변의 좋은 사람들 몇이면 충분하죠. 안 그런가요?

호모포비아

호모포비아는 동성애에 대한 편견과 그에서 비롯된 공포심으로 동성애자를 혐오하는 태도나 행동을 말합니다. 이런 호모포비아는 동성애 자체에 오해와 편견을 가지고, 짓궂은 농담을 하거나 욕, 비난, 조롱, 혹은 신체적인 폭력을 가하기도 합니다. 호모포비아를 가진 사람들은 자신의 성적 지향에 대해 자신이 없는 경우가 많습니다. 또 자기와 다르다는 미지에 대한 두려움이 상상 속에서 무서운 이미지를 만들고 막연한 공포와 혐오의 감정을 갖게 된 것이죠. 동성애를 더 잘 이해하게 되면 호모포비아에서 벗어날 수 있습니다. 사람의 성적 지향과 그 사람이 좋은 사람인가 아닌가와는 전혀 상관이 없는 일이니까요.

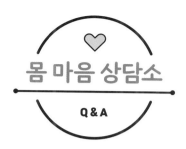

몸 마음 상담소

Q & A

Q 저는 게이입니다. 꽤 어렸을 때부터 제가 남과는 다르다는 것을 알게 되었습니다. 하지만 아직 부모님께는 말씀을 못 드렸습니다. 부모님이 동성애자에 대해 좋지 않게 말씀하시는 걸 몇 번 들었거든요. 마치 가면을 쓰고 있는 것같이 답답하고 죄의식이 느껴지기도 합니다. 제가 동성애자라고 밝히면 부모님이 저를 부끄러워하시거나 내쫓지는 않으실까요?

A 부모님이 동성애에 대한 편견이 있다면 커밍아웃하기가 더 힘들 것 같아요. 그리고 혹시라도 자신에게 화를 많이 내시거나 실망하고 자신을 멀리 하실까 봐 두려운 마음도 이해합니다. 나를 사랑하는 부모님께 무언가, 특히 내 존재에 대해 속이는 것 같아 마음이 불편하겠지만 죄의식을 가질 이유는 더욱 없어요. 속이려는 것이 아니라 부모님이 힘들어 하실까 봐, 관계가 나빠질까 봐 걱정해서 그러는 거잖아요? 충격고백 대신에 시간을 가지고 부모님과 동성애에 대한 이야기

를 조금씩 하면서 부모님의 잘못된 선입관을 점진적으로 바꿔 가는 것도 좋을 것 같네요.

그런데 생각해보면 부모님만큼 자식을 걱정하는 분들이 계실까요? 부모 노릇은 정말 쉽지 않아요. 특히 자식이 동성애자라고 갑자기 선언하면 혼란스러운 게 당연하죠. 동성애자에 대해 잘 몰라서 편견을 가지고 계시기도 할 거예요.

부모님들도 처음에는 당황하시겠지만 곧 자식을 위한 길이 무엇일지 생각해보실 겁니다. 다큐멘터리 영화 <너에게 가는 길>(2021)을 같이 보고 이야기를 끌어내는 것도 도움이 될 것 같아요. 우리나라 성소수자 부모 모임에서 만든 영화인데, 자녀가 성소수자라는 것을 알게 된 후 부모가 그들을 지지하고 응원하기까지의 이야기가 다정하게 그려져 있더군요. 성소수자에 대해 편견이 없는 상담자를 함께 만나시는 것도 도움이 될 겁니다.

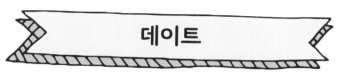

좋고 싫은 것을 명확하게 표현하기

우와! 드디어 사귀는 사람이 생겼다니 정말 신나겠네요! 그런데 상대방도 여러분처럼 '오늘부터 1일'이라고 생각하는 게 맞나요? 어떤 친구는 상대도 자신과 같은 생각이라고 짐작했다가 그런 흥분의 시간이 얼마간 지난 후에야 상대는 자신만큼의 마음이 아니었음을 알고 힘들어하는 경우도 있더라고요. 그러니 상대도 자기처럼 '사귀는 관계'라고 생각하는지 이야기해보세요.

무엇보다 누군가를 좋아한다고 해서 상대가 하자는 대로 모두 다 해야 하는 것은 아니에요. 마찬가지로 내가 하고 싶은 것을 상대에게 일방적으로 강요하는 것도 좋지 않아요. 무슨 행동이든 상대의 동의를 얻는 것은 아주 중요한 일입니다. 모든 관계의 기본이죠. 데이트 장소를 정하는 일, 무엇을 먹을까 정하는 일, 키스나 성관계를 하는 일 모두 강요하거나, 반대로 상대가 원한다고 해서 무조건 따라주는 것이 사랑은 아니에요.

자신이 원하는 것과 싫은 것을 구체적이고, 또 명확하게 표현하는 것은 정말 중요합니다. 그러면서 나도, 상대도 서로에 대해 잘 알아가게 되는 거죠. 사랑은 결국 상대에 대해 알아가는 일이고, 알게 되면 더 많이 사랑하게 됩니다. 두 사람이 항상 대화하고, 서로를 신뢰하면서 문제가 생기면 함께 풀어가려는 노력을 해야 해요.

성적 동의

성적 동의란 성적 행위를 하기 위해 필요한, 자발적이고 자유로운 동의를 나타내는 말이나 행동을 의미합니다. 성적 동의를 받는다는 건 성적인 말이나 행동을 하려고 할 때 상대가 기꺼이 동의한다는 의사가 있다는 뜻이에요.

이러한 동의는 단 한 번 효력이 있는 일회성이에요. 어떤 행위를 할 때마다 상대방의 동의를 구해야 합니다. 어제 동의했어도 오늘은 아닐 수도 있습니다. 또 한 가지 행위에 대한 동의가 곧 모든 행위에 해당된다는 건 아니란 걸 알아야 합니다. 예를 들어 키스에 동의했다고 하더라도 애무라든지 몸을 만지도록 허락했다는 뜻은 아니라는 거예요. 그리고 상대가 잠이나 술, 약에 취했을 때의 동의는 엄밀한 의미에서 동의가 아닙니다. 즉 상대의 의식이 명확하지 않을 때 그를 상대로 어떤 성행위를 한다는 건 사랑의 행위라기보다 '강제'나 '폭력'에 가깝습니다.

성적 동의는 말로 구하고 표현하는 게 가장 좋지만, 사실 매번 이렇게 동의를 구하기가 쉽지 않아요. 말로 승낙하기도, 거절하기

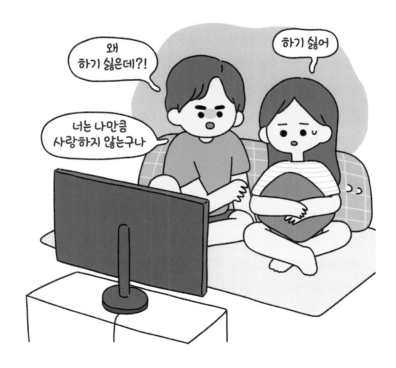

도 쉽지 않거든요. 대개의 경우 행동이나 표정으로 거절 또는 승낙하는 경우가 많은데, 그래서 때로는 잘못 이해하기도 해요. 서로의 몸짓이나 표정, 감정을 잘 읽으려면 상대에 대해 많이 알아야 할 거예요. 신뢰도, 친밀감도 필요합니다. 그래서 상대를 잘 알

성적 자기결정권

성적 자기결정권은 나의 몸과 마음에 대해 스스로 결정할 권리를 가지는 것입니다. 모든 사람은 자신의 주인이고 자유롭기 때문에, 자신을 어떻게 표현하고, 남에게 어떤 모습으로 보이고 싶은지, 어떤 행동을 하고 싶은지를 결정할 권리를 가집니다. 성적 자기결정권은 크게는 자신을 표현하고 자신의 행동을 결정할 권리를 말합니다. 이를테면 머리카락의 색깔과 모양을 결정할 권리, 어떻게 옷을 입을 것인가의 권리, 피어싱이나 문신을 할 것인가를 결정할 권리가 바로 성적 자기결정권이란 거죠.

좁은 의미의 성적 자기결정권은 언제 성행위를 시작할 것인지, 섹스를 할지 말지 결정하는 문제뿐 아니라, 피임이 필요하다면 어떤 피임 방법을 사용할 것인지, 어떤 체위나 방식의 섹스를 하고 싶은지, 안전한 성행동에 대해 협상할 수 있는 것까지 모두 다 포함합니다. 그것을 상대와 편안하게 충분히 이야기하고, 자기가 원하는 바를 주장할 수 있어야 성적 자기결정권을 가졌다고 할 수 있습니다.

고 신뢰를 가질 수 있으면 성적 동의에 대해 여러 방식으로 표현하는 것을 정확하게 알아차리게 되죠. 하지만 그렇더라도 새로운 성행동을 할 때는 꼭 동의를 구해야 하는 거예요.

흔히 간단하게 'No means NO'라고 하지만 '예'와 '아니요'라는 동의는 여러 번의 연습이 필요합니다. '싫다'란 말을 하기도, 단번에 받아들이기도 쉽지 않거든요. 우리가 상대의 언어를 이해하고 '마음'을 확인하려면 오랜 시간이 걸리는 것처럼요.

데이트 비용은 어떻게 해?

자, 그럼 어떤 데이트를 할까요? 멋진 데이트에는 무엇이 제일 필요할까요? '돈'이라고요? 흠… 물론 데이트를 하면 맛있는 것도 사 먹어야 하고, 외모도 가꾸어야 하고, 멋진 곳에도 함께 가야 하니 아무래도 돈이 더 필요할 거예요.

하지만 청소년이라면 부모님께 받는 용돈에 아르바이트 등으로 번 돈을 보태서 데이트 자금을 마련하겠죠. 아르바이트를 많이 하면 돈을 좀 더 벌겠지만 그것이 가능한 친구도 있고 안 되는 친구도 있겠지요. 공부할 시간도 없는데 무슨 아르바이트냐고요? 데이트랑 상관없이 그래도 청소년이 일할 수 있는 곳에서 내 손으로 일해서 돈을 좀 벌어보는 것은 권하고 싶어요.

어쨌든 청소년기에는 되도록 알뜰한 데이트를 계획해보면 좋겠어요. 저는 대학교 수업에서 학생들에게 '데이트하기'를 과제로 내줘요. 대학생이 되어도 한 번도 데이트를 못 해본 학생들도 있어서 학생들은 이 과제를 무척 기다리지요. 그런데 이 데이트 과제엔 몇 가지 원칙이 있어요.

무엇보다 데이트 비용을 반반씩 부담하는 거예요. 그래서 한 사람이 너무 많이 부담하게 하지 않는 거죠. 경제적이든 심리적이든 한쪽에 의지하게 되면 평등한 관계를 맺기 어려워요. 어쨌든 아직 청소년이라 돈이 많지 않을 테니 좀 더 경제적인 데이트를 생각해보면 좋겠죠?

찾아보면 무료 전시회나 공연도 많고, 공원에서 함께 자전거를 타거나 걸어 다니며 많은 이야기를 나눌 수도 있을 거예요. 사실 데이트는 누군가의 마음을 얻는 과정 중 하나라서 비싸고 멋진 선물을 주고받거나 식사를 같이하고 싶겠지만 사실 돈보다는 '유머'와 '배려하는 마음'이 항상 더 높은 점수를 받는답니다.

상대의 특성과 결점 이해하기

너랑 나는 이게 달라

사람마다 성격이나 가치관은 정말 달라요. 물론 자신과 비슷한 점이 많으면 더 빨리 친해지지만 다른 점이 많아서 그 사람이 더 매력적으로 느껴질 수도 있어요. 당연히 낯설 수도 있지요.

성격이 다르면 다른 대로, 같으면 같은 대로 좋은 점과 배울 점이 있어요. 한 엄마 배 속에서 한날한시에 태어난 쌍둥이도 다른 게 많은 데 몇십 년 동안 다른 환경에서 살아온 상대는 나와 더 다르겠죠.

사람을 이해하고 좋아하기까지 하려면 정말 많은 노력과 시행착오가 필요합니다. 이렇게 자신과 다른 사람을 만나고 그 사람을 이해하고 받아들이면서 우리는 더 큰 사람으로 성숙해 가는 거예요.

진정한 사랑은 숲속 옹달샘처럼 저절로 퐁퐁 솟아나는 게 아니라 서로의 장점과 단점을 맞춰가면서 만들어가는 것이에요. 상대의 결점 또한 그 사람의 특성이고 개성이라 받아들일 수 있을 때 시작되는 것입니다.

질투

'깻잎 논쟁', '새우 논쟁'이라는 말 들어보셨어요? 본인과 동성 친구, 애인 셋이서 같이 밥을 먹다가 동성 친구가 깻잎 반찬을 먹으려고 애쓰는 걸 보고 애인이 떼어주는 것이 괜찮으냐 아니냐의 논쟁이지요. 새우의 껍질을 발라 주는 것, 패딩의 지퍼를 올려주는 것 등등 재미있는 논쟁이 요즘 유행이더군요.

이에 대해 어떻게 생각하세요? 제 생각은 같이 밥을 먹는데, 깻잎 정도 눌러준다고 상대의 마음을 의심한다면 그건 너무 불안한 사랑 아닌가 싶어요. 그것 정도야 충분히 도와줄 수 있는 거죠. 오히려 보고도 모른 척한다면 더 얄미울 거 같은데, 안 그런가요?

사귀다가 보면 종종 '질투'라는 감정을 경험하게 될 거예요. 질투는 상대를 좋아하니까 생긴다고 당연하게 생각하지만, 너무 지나치게 자주 질투를 느낀다면 자신을 좀 돌아볼 필요가 있습니다. 질투는 사실 상대방의 행동 때문이라기보다는 자신의 마음 안에서 일어나는 일일 때가 많거든요. 상대와의 관계가 불안할 때, 또 자기 스스로 부족하다고 느낄 때 질투가 일어나지요. 그래서 상대에게 다른 누군가가 접근하는 것 같으면 질투심에 불이 붙어 내 마음이 괴롭고, 상대 또한 괴롭히게 됩니다. 자신에 대한 상대방의 마음과 우리의 관계를 확인해보고 싶어지는 거죠.

특히 '여사친', '남사친' 때문에 질투가 생기고, 다투는 경우가 많더군요. 상대가 나 말고도 다른 이성들에게 너무 친절하다면 기분 좋을 사람은 별로 없을 거예요. 사랑하는 사이에서는 다른 사람과는 구별되는 '특별한 대우'가 필요하니까요. 무엇보다 사람들과의 관계에는 구별되는 경계가 있어야 합니다. 왜 '선을 넘었다'고 하잖아요? 그 '선'이란 허용할 수 있는 관계의 폭이랍니다. 보통의 다른 사람과 좋아하는 사람과의 경계선은 차이가 있어야 한다는 거죠. 그래야 '우리는 한 팀'이라는 결속감과 믿음도 생기는 거고요.

'질투'라는 감정이 언제나 꼭 관계를 깨지는 않습니다. 때로는 좀 익숙해졌던 관계를 다시 돌아보고 '열정'이라는 불을 새롭게 붙여주기도 하지요. 하지만 너무 자주 그리고 사소한 일에까지 질투가 이어지면 둘 다 지치게 되고 관계가 망가집니다. 상대방이 자신에 대해 믿음이 없다는 생각에 실망도 하게 되고요.

'좋아해서 그렇다'며 상대를 너무 구속하고 간섭하게 되면 상대는 답답함을 느끼면서 벗어나고 싶을 거예요. 사람은 누구나 자유

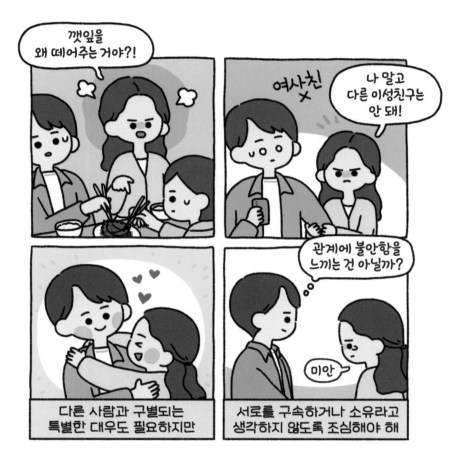

롭고 싶은 존재라서 너무 구속하면 그 관계가 깨질 수도 있어요. 또 아무리 사랑하는 사이라고 해도 상대를 자신의 소유라고 생각해서는 안 됩니다. 자신의 주인은 오직 '나'뿐이어야 하기 때문이에요.

질투심이 일어난다면 그에 대해 상대와 이야기를 나누어보세요. 무엇 때문에 질투를 하는 건지, 정말 관계에 문제가 생긴 건지도요. 또 자꾸 질투로 의심받는 쪽이라면 '자신이 상대를 뭔가 불안하게 하는 행동을 하는가'에 대해서도 생각해보고 상대와 솔직하게 이야기하는 것이 필요합니다. 질투에 빠져 힘들어하는 상대는 바로 나를 사랑하고 내가 사랑하는 사람이니까요. 그의 감정도 존중해주세요.

다툼에도 원칙이 있어

어제, 좋아하는 그 애와 다퉈서 기분이 좋지 않다고요? 요즘 너무 자주 다투어서 만나는 게 힘들어졌다고요? 이렇게도 생각해보세요. 만날 때마다 늘 좋다면 너무 긴장감이 없어서 오히려 관계가 빨리 식을지도 모른다고요. 관계가 늘 좋을 수도 없고요.

다툰다는 건 서로의 다름이(생각이든, 태도든, 환경이든, 가치관이든) 유리처럼 드러나기 때문이죠. 그리고 어느 정도는 사귀는 관계 속에서 상대에게 안심하고 있다는 뜻이기도 해요. 처음 상대의 마음을 얻으려고 할 때는 상대가 좋아하는 행동만 하려고 하지만, 이

제 '너랑 나랑은 서로 믿을 만한 관계'이기 때문에 '다름'을 드러내도 괜찮다고 생각하는 거잖아요.

서로 다른 부분도 솔직하게 드러내고 이해하려고 하기 때문에 그 과정으로 다투는 거예요. 항상 즐겁기만 한 관계는 세상에 없어요. 같이 자란 형제자매 간에도 얼마나 싸우나요? 그러면서 서로에게 익숙해지는 거죠.

또 싸운다고 해서 관계가 끝나는 건 아닙니다. 어떤 사람들은 싸우다가 헤어지게 될까 봐 두려워서 화가 나도 참는다고 하는데 그것은 전혀 좋은 방법이 아니에요. 그것보다는 서로 다른 생각을 함께 이야기할 수 있는 기회가 된다면 싸움은 건강한 관계에 도움이 되기도 합니다.

사소하게 다투고 또 서로의 입장을 이해하고 화해하면서 우리는 서로에게 익숙해지고 상대를 더 이해하게 됩니다. 그렇지만 좋아하는 사람과 다투는 건 참 힘들어요. 사이가 나빠져서 오랫동안 말을 안 하게 된다거나 믿었던 친구가 심한 말을 하면 정말 슬프고 속상하죠. 그래서 다툴 때도 나중에 후회할 만한 심한 말이나 냉정한 말은 하지 않는 게 좋아요.

그리고 다툴 때는 '그 일'만 가지고 이야기해야 해요. 그동안 기분 나빴던 모든 일을 꺼내놓기 시작하면 감당할 수 없을 정도로 감정이 격해지거든요. 화가 나서 당장은 좋게 이야기를 할 수 없을 것 같으면 잠시 휴전하고 밖에 나가서 맑은 공기를 좀 마시고,

마음을 가라앉힌 후 이야기할 수 있으면 좋겠지요.

하지만 회피하지는 말고 꼭 돌아와서 다시 이야기해야 해요. 무엇보다 다툼이 일어났을 때 꼭 기억해야 하는 건 상대를 이기기 위해서가 아니라 '서로 이해하고 더 좋은 관계가 되기 위해서' 다투고 있다는 걸 잊지 않는 거예요.

또 상대의 말을 잘 들어야 해요. 화가 나면 상대의 말이 잘 들리지 않고, 쉽게 오해하게 되는데 그럴수록 잘 경청하는 게 중요합니다. '왜 저런 말을 하는 거지?'라고 귀를 기울이는 거죠.

싸울 때 상대를 완전히 굴복시키려고 그 사람 자체를 공격하는 것은 관계에서 신뢰를 깨버릴 수도 있으니 조심해야 해요. 주변에서 '나는 뒤끝이 없어'라고 말하는 사람들은 대체로 마음에 담아두는 부분 없이 다 상대에게 퍼부어대는 사람일 수도 있어요. 자신은 할 말을 다 했기에 뒤끝이 남지 않지만 당한 사람 마음은 그렇지 않겠죠. 혹시나 자신이 상대를 마구 몰아붙여서 항복을 받아내야만 직성이 풀리는 건 아닌지도 평소에 잘 생각해보면 좋겠어요.

말은 쉽지만 잘 싸우기가 참 어려워요. 그래서 싸우게 될 때를 대비해 평상시에 원칙을 좀 정해두는 게 좋아요. '싸울 때는 절대로 욕을 하지 않는다', '다른 핑계를 대지 않고 솔직하게 이야기한다', '너무 화가 나면 잠깐 서로 자리를 피하고 화를 가라앉힌 후 다시 이야기한다', '화난 이유를 그냥 덮지 않고 반드시 이야기해서 해결하고 화해를 한다' 뭐 이런 원칙이면 좋지 않을까요?

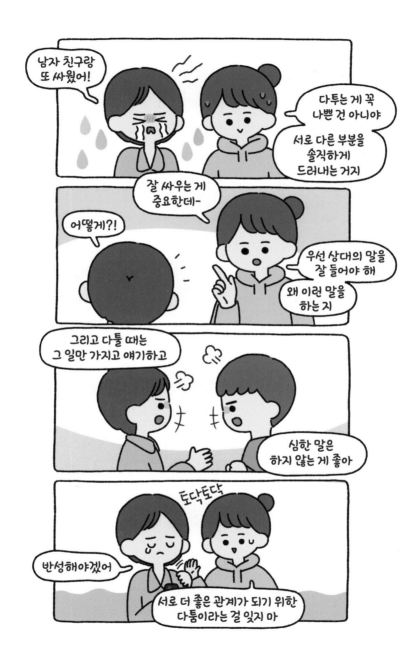

평등한 관계

서로 사랑하는 두 사람은 평등해야 합니다. 보통 덜 사랑하는 쪽이 칼자루를 쥔다고 하죠. 아무래도 감정은 다 똑같을 수 없는데 그 사랑하는 감정을 더 풍부하게 느끼고 표현하는 쪽이 그렇지 않은 사람보다 더 많이 원하게 되어 있거든요. 그러면 사랑 말고도 많은 부분에서 상대에게 주도권을 빼앗기기도 하는데 그렇게 되면 힘의 불균형이 생깁니다. 이런 불균형은 두 사람 모두에게 좋지 않습니다.

그래서 "너무 잘 해주면 배려가 아닌 권리라고 생각한다"라는 말이 나왔나 봐요. 사랑이란 상대의 입장을 늘 헤아려 보는 겁니다. 서로의 관계에서 평등함을 유지하려 하고 서로 배려하는 것은 정말 중요하고 또 필요합니다. 사랑이 누군가의 자존감을 떨어뜨리고 착취한다면(감정이라고 하더라도) 그것은 이미 사랑이 아닙니다. 사랑하는 사람들은 서로 동등하게 의사결정권을 가져야 하고, 동의하든 거절하든 누구에게나 똑같은 비중으로 중요하게 다뤄져야 합니다.

평등한 관계를 건강하게 잘 유지하고 있는지 생각해보세요. 상대방이 어디를 가거나, 누구를 만날 때 너무 간섭하거나 걱정을 늘어놓지는 않는지, 특히 이성 친구를 만날 때 더 불편해하고 그 마음을 표현해서 상대의 행동이나 친구 관계를 방해하지는 않는지도요. 또 옷차림이나 화장 등 사적인 부분을 지적하고 바꾸기를 강요하지는 않는지 말이에요.

반대로 상대가 내게 과도한 간섭이나 강요를 한다면 분명하게 자신의 불편한 마음을 밝히는 것이 좋습니다. 사랑이 깨지는 가장 많은 이유는 바로 지나친 '집착' 때문이거든요.

우리는 사귀는 관계에서 이루어지는 데이트 폭력에도 서로 민감해져야 합니다. 좋아하는 사람을 잃고 싶지 않아서, 헤어지는 게 더 무서워서 상대의 터무니없는 간섭과 요구를 받아들여서는 안 됩니다. 폭력성은 시간이 갈수록 자주 나타나고, 심해지니까요. 폭력은 꼭 물리적으로 때리는 것만이 아니고, 뭔가를 던지는 것, 미는 것, 친구나 가족과의 관계를 방해하는 것, 욕하는 것, 지속적인 비난, 위협, 성행위를 강요하는 것 등이 포함됩니다.

좋아한다고 말하지만 상대의 몸과 마음에 상처를 입히는 행동은 사랑이 아닙니다. 데이트 폭력의 피해자임이 명백한데도 상대가 '나를 너무 사랑해서 때리는 것', '관심이 있어서 욕하는 것'이라고 상대를 두둔하는 모습을 간혹 봅니다. 그러나 사랑한다면 '꽃'으로도 상대를 때려서는 안 되는 것이랍니다.

폭력적인 파트너의 특징

지나치게 보호하려는 태도

상대가 내 친구나 가족들을 하찮게 여기거나 만나지 못하게 하고, 그들과 만났을 때의 이야기를 상세하게 하라고 자꾸 요구한다면 잘 살펴볼 필요가 있어요.

자주 화를 냄

상대가 사소하고 일상적인 것 때문에 쉽게 분노하거나 기분이 너무나 변덕스럽게 바뀌고, 자기감정에 따라 나를 대하는 모습이 많이 달라진다면 주의해야 해요.

융통성 없는 태도나 호전적인 태도

나와의 관계를 자기 마음대로 규정하고 강요하거나, 자기 마음대로 안 되면 화를 내고 자신의 뜻대로 하는 것 역시 좋지 않아요.

극도로 비판적인 경우

상대가 나의 외모에 대해 너무 비판적인 평가를 자주 하는 것은 위험 신호입니다. 건강한 관계란 상대에게 긍정적이고 호의적인 태도를 갖는 거예요. 사랑하는 사이라면 비판이나 평가보다는 응원과 지지, 격려를 해주어야겠죠?

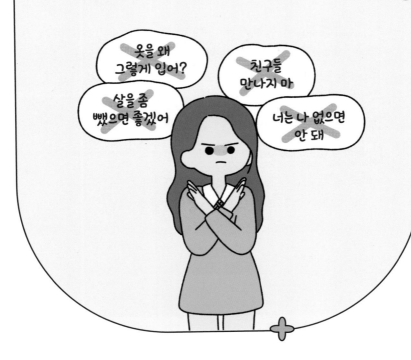

이별에 필요한 예의

준비하기

어느 날, 그 애를 만나는 게 더 이상 신나지 않고, 자꾸 싸우게 되고, 짜증이 날 때, 늘 같은 이유로 싸우고 그 문제가 더 나아지지 않을 때, 다른 친구랑 노는 것이 더 즐거울 때 문득 더 이상 상대를 좋아하지 않는다는 걸 알게 될 거예요. 사실은 그보다 더 먼저 알게 되었지만 피해왔던 건지도 몰라요. 헤어지는 것이 두렵고, 이별의 말을 먼저 꺼내기는 더욱 힘들어서 그랬을지도 모르죠. 사랑이란 감정은 롤러코스터처럼 변화무쌍합니다. 마음이 식었다고 느꼈을 때 너무 빨리 헤어짐을 결정하지 말고 좀 더 지켜보세요. 예전처럼 다시 좋아질 수도 있으니까 말이죠.

아무래도 옛날처럼 돌아가기 어려울 것 같다면 헤어지는 것을 두려워하지는 마세요. 자기 마음이 변했다는 걸 인정하고 싶지 않겠지만, 스스로에게 솔직하지 않으면 시간이 흐를수록 두 사람 모두 더 힘들어질 수도 있답니다. 그런 마음을 숨기고 만나는 것은 서로에게 도움이 되지 않을 거예요. 내 마음은 자꾸 그 애에게 냉정해지고, 싫은 마음이 들 테니까요. 여러 번 차분히 생각하고도 헤어지는 게 낫겠다는 생각이 든다면 이별을 준비하는 게 맞습니다.

이별을 말하기

이별은 길게 사귀었든 짧게 사귀었든 누구에게나 괴로운 일입니다. 하지만 긍정적인 변화를 가져올 수도 있습니다. 누군가를 몹시 좋아했던 경험은 두 사람의 관계에서 내가 원하는 게 뭔지, 나는 어떤 사람인지를 이해하는 좋은 방법이기도 하거든요.

이별을 결정했다면 너무 시간을 끌지 않고 상대에게 자신의 마음을 솔직하게 알려주는 것이 좋아요. 어떤 친구들은 이별을 결심하고 상대에게 미안한 마음에 더 잘해주기도 하던데, 그것은 '병 주고 약 주는' 행동일 수 있어요. 또 상대에게 자신의 마음을 알리기가 두려워서 상대가 알아차리도록 약속을 어기거나, 상대가 싫어하는 행동을 하며 갈등을 부추기는 경우가 있는데 이건 좀 비겁하지 않나요? 이별은 좀 더 명확하게 하는 것이 좋습니다. 그래서 솔직하게 이야기하는 것이 오히려 상대를 배려하는 거예요. 어쨌거나 상대는 내가 한때 좋아했던 사람이고, 나를 좋아하는 사람이니까 함부로 대해서는 안 되겠지요?

이별의 말을 듣고 상대가 울거나 '더 잘 해 보겠다'고 잡을 수도 있는데, 내 마음이 다시 돌아설 것 같지 않다면 이별을 번복하지 말아야 합니다. 헤어지려는 원인이 된 문제를 해결하지도 못한 채

이별할 때

- 이별을 먼저 고한다고 내가 나쁜 사람이 되는 것은 아닙니다. 오히려 그 관계에 대해 더 많이 생각한 사람일 수도 있지요.
- 이별할 때 사람들은 조용하고 둘만 있을 수 있는 곳을 찾으려 하지만, 오히려 좀 더 오픈되고, 사람들이 있는 곳을 선택하세요. 혹시라도 감정이 격해졌을 때 누군가에게 도움을 청할 수 있는 곳이면 좋겠죠.
- 가능하면 만나서 얼굴을 보고 충분히 이야기하도록 합니다.
- 이별의 자리가 좀 시끄럽더라도 번복하지 마세요.
- 애매하게 여지를 남기지 말고 '우리 관계는 끝났다'고 명확하게 밝히는 것이 좋습니다.

마음이 약해져서 만났다 헤어지기를 반복하는 커플들이 많지만 나중엔 결국 관계가 더 엉망이 되어 헤어지는 경우가 많지요.

이별 통보를 받은 사람은 자신에게 잘못이 있나 생각하고 슬퍼하는 경우가 많습니다. 물론 성격이나 태도에 문제가 있을 수도 있지만, 진실은 상대의 감정이 변했기 때문입니다. 사람은 끊임없이 변하는 존재이지요. 그래서 사랑하는 관계에서 상대를 알아가고, 변하는 상대와 보조를 맞추기 위한 끊임없는 대화가 필요합니다.

이별을 말할 때도 상대가 더 상처받지 않도록 조심해야 합니다. 이별의 말을 꺼내고 슬퍼하는 상대를 보는 것은 너무나 괴로운 일이지만, 거쳐야 할 과정입니다. 이별을 고하든 당하든, 이별은 두 사람 모두 힘든 일이 아닐 수 없지요.

이별 후

이별 후 사람들의 반응은 다양합니다. 연락을 끊고 다시는 만나지 않기도 하고, 후에 좋은 친구로 다시 만나기도 합니다. 또 떠난 사람에게 계속 집착하거나 재결합을 시도하기도 하죠.

하지만 일단 이별한 후에는 다시 만나지 않는 게 좋습니다. 보통 아주 헤어지기가 어려워서 "그냥 친구로 남자"는 말을 하기도 하지만 어제까지 사랑하던 사람과 오늘부터 친구가 되기는 어렵습니다. 그 친구에게 더 이상 설레는 마음이 없어야 가능한 일이

이별 후에는

- 헤어진 후 상대를 욕하거나, 둘 사이에 있었던 비밀스러운 일들에 대해 다른 친구들에게 말하지 않습니다.
- 헤어진 사람과의 사진이나 편지를 다른 사람에게 공개하지 않습니다.
- 이별의 아픔을 겪을 때 의지할 친구가 곁에 있으면 좋습니다.
- 이별은 아픕니다. 하지만 시간이 갈수록 아픔이 점점 옅어질 테니 너무 걱정하지 마세요.
- 이별을 통보받은 후에 반발심으로 다른 사람을 만나지 않습니다.
- 그동안 미뤄둔 공부나 취미활동을 하면서 자신을 업그레이드하는 계기로 삼을 수도 있습니다.
- 누군가를 위한 봉사활동이 상처 치유에 도움이 됩니다.

니까요. 헤어진 후에는 마음이 가라앉고 다시 나 자신으로 돌아올 때까지 '애도의 시간'을 가져야 합니다.

이별하고 다시 건강한 마음이 되기까지 시간이 걸리지만, 이별을 잘하는 것까지가 사랑의 온 과정이라고 말하고 싶어요. 그 사람과 만났던 시간들을 소중하게 생각하고, 관계를 잘 마무리하는 것은 잘 만나는 것만큼 중요한 경험입니다.

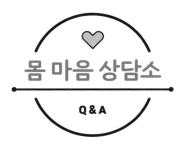

몸 마음 상담소

Q&A

Q 얼마 전에 남자 친구랑 헤어졌습니다. 그런데 계속 그 애가 보고 싶고 어떻게 지내는지, 나 아닌 다른 누구랑 만나는지도 궁금해서 그 애의 SNS에 자꾸 들어가 봅니다. 그 애가 잘 지내는 걸 보면 화가 치솟기도 하고 눈물이 날 만큼 슬픕니다. 어떻게 하죠?

A 헤어진 친구의 소식이 궁금한 것은 당연합니다. 또 그 친구랑 만나던 시간과 일상들이 습관이 되어 혼자 보내는 빈 시간들이 너무 힘들기도 할 거예요. 하지만 이별을 받아들여야 합니다. 그러려면 당분간 그 친구의 얼굴이나 소식을 아예 모르는 게 잊는 데 도움이 됩니다. 아무래도 자꾸 보면 잊기가 더 어려울 테니까요. 자신을 위해서 그 친구의 SNS를 삭제하세요. 그리고 다른 친구를 만나서 맛있는 것도 먹으러 가자고 하세요. 친구들에게 '나 좀 힘드니까 놀아달라'고 부탁도 하고요. 믿어지지 않겠지만 시간이 흐르면 점점 괜찮아지고, 그렇게 힘들었던 마음도 잠잠해질 거예요.

Q 여자 친구에게 실연을 당했습니다. 어떻게 마음이 변할 수 있죠? 그 애는 벌써 새 남자 친구를 만나고 있더라고요. 그래서 저도 '나를 좋아하는 사람이 너밖에 없는 줄 아냐?' 하는 마음으로 다른 친구를 만나고 있어요. 하지만 솔직하게 말하면 그 애를 좋아해서가 아니라 전 여자 친구 보라고 그러는 거예요. 이 친구에게는 미안하지만요. 제가 잘못하는 거죠?

A 새로 만나는 친구에게 미안한 마음이 드는 건 당연해요. 그 친구가 좋아서가 아니라 전 여자 친구를 의식해서 결국 새 친구를 이용하는 마음이라 불편한 거죠. 전 여자 친구에게 보여주려고 다른 사람을 이용해서는 안 되죠. 누구와 헤어지고 반발심으로, 다른 누군가를 만나는 건 결국 두 사람 모두 상처를 받게 됩니다. 전 여자 친구를 잊기가 아직 어렵죠? 하지만 그렇다고 다른 사람을 또 아프게 해서는 되나요? 그동안 하지 못했던 어학 공부나, 취미 생활을 하면서 이별의 아픔을 잊어가면 좋겠어요. 이별을 당했더라도 자신은 여전히 귀하고 소중한 사람이에요. 그러니 바보 같은 복수심 따위에 자신을 던지지 마세요.

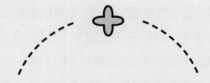

가장 중요하게 고려해야 할 것은
상대가 원하는 것만
할 수 있다는 거예요.
무엇보다 서로에게
안전한 방법으로요.

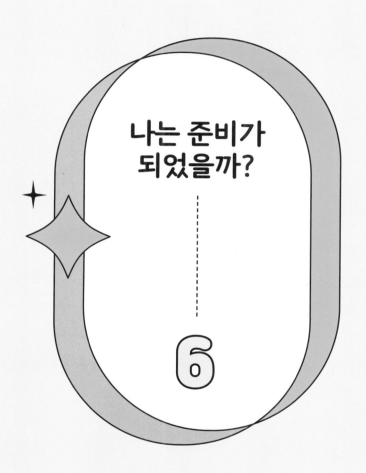

나는 준비가
되었을까?

6

준비하기

자꾸 만지고 싶고, 함께 있고 싶어

좋아하는 이성 친구를 만나면 자꾸 그 애를 만지고 싶고, 꼭 끌어
안고 싶은 생각이 들지 않나요? 앞에서 이야기했던 《연애론》을
쓴 스탕달은 "연애가 주는 최대의 행복은 사랑하는 여자의 손을
처음 쥐는 것이다"라고 했지요. 하지만 사랑하는 사람의 손을 처
음 쥘 때 행복을 느끼는 건 남자나 여자나 똑같을 거예요. 또 영
화나 드라마에서 본 것처럼 뽀뽀나 키스를 해보고 싶다는 생각에
괜히 찌릿찌릿한 기분도 들고요. 키스는 말 그대로 서로 입을 맞
추는 거지만, 엄마나 아빠가 어릴 때 해주던 가벼운 뽀뽀와는 달
라요.

키스

사랑하는 사람과의 키스는 정말 행복하죠. 키스는 부드럽게 할 수도, 약간 거칠게 할 수도 있고, 길게 또는 짧게도 할 수 있어요. 첫 키스에 대해 누구나 환상이 있다 보니 어떤 느낌일까 궁금하기도 하고, 처음이니 어떻게 해야 하는 건지도 고민해봤을 거예요.

입술이 겨우 닿을 듯 말 듯 가볍고 부드러운 키스, 열정적으로 입술을 비비는 키스, 혀를 이용하거나 이용하지 않는 키스, 입을 벌리거나 다물고 하는 키스 등 여러 낭만적인 키스 방법이 있습니다. 키스를 할 때 나쁜 입 냄새가 날까 걱정이 된다면 달콤한 레몬사탕을 물고 하거나, 박하 향의 구강청결제를 사용한 후 하는 것도 좋은 방법입니다.

키스를 할 때는 입에 너무 힘을 주지 말고 긴장을 풀어요. 그리고 상대의 반응을 보면서 천천히 진행하는 게 좋아요. 상대가 혀를 입속에 넣는 키스를 좋아하지 않을 수도 있으니 상대의 반응을 살피며 진행하는 게 가장 중요합니다. 또한 침을 너무 많이 흘리거나, 너무 오래해서 호흡곤란에 빠지지 않도록 주의하세요. 가끔 입술을 떼고 상대를 지그시 바라보며 가벼운 입맞춤을 하는 것도 필요합니다.

이렇게 키스는 어쩌면 성관계보다 더 강렬하고 멋진 것이 될 수도 있어요. 그런데 키스에 대해서도 대체로 여자와 남자의 생각이 달라요. 관계의 초반에 남자는 키스가 성관계의 전초전이라 생각한다면, 여자는 '키스까지'라고 생각하는 경우가 많아요. 그러니 어떤 의미에서는 키스를 시작하기 전에 '난 어디까지 성행동을 할 수 있을까'를 생각해보아야 해요.

섹스는 갑자기 일어나는 경우가 대부분이죠. 손을 잡고 있다가, 스킨십을 하다가, 안고 있거나 키스를 하다가도 갑자기 말이에요. 그러니까 누군가와 사귀고 있고, 그 친구와 성적인 만지기를 시작했다면 섹스에 대해 미리 생각을 해야 해요. 난 성행동을 어디까지 하고 싶은가를 생각하고, 상대와도 그 한계에 대해서 평소에 이야기를 많이 해보세요. 그렇게 미리 상대에게 나의 성행동의 한계를 알려준다면 좋을 거예요.

또한 키스를 하게 된다면 먼저 상대에게 동의를 구하는 게 좋아요. 혹시 분위기를 깰까 봐 눈치를 봐서 해버린다는 말들도 많지만, "키스를 해도 될까?"라는 질문은 더욱 낭만적으로 들립니다.

나는 준비가 되었을까?

키스를 시작했다면 다음에 올 수 있는 성행동을 생각해보는 게 좋아요. 사랑하는 사람과의 키스는 자연스러운 것이고, 행복 호르몬이 분비되기 때문에 기분이 좋아져요. 하지만 그 어떤 성행동도 여러분이 원할 때 해야 하는 것이고, 준비가 되었을 때 해야 한다는 걸 잊지 마세요. 나는 아직 준비되지 않았는데 상대가 원한다

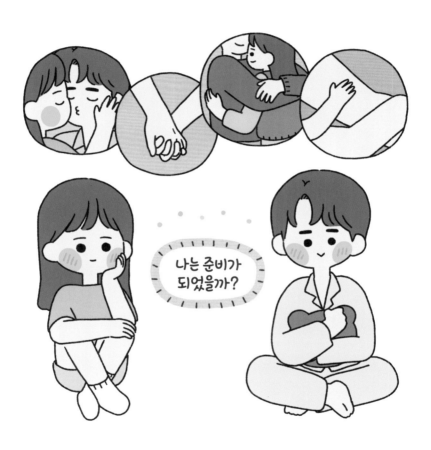

는 이유만으로 하면, 마음이 불편해질 거예요.

한 여학생은 자신을 집에 데려다주던 남자 친구와 첫 키스를 했는데, 그녀로선 전혀 마음의 준비가 되지 않은 상태에서 갑자기 키스를 당했다고 해요. 왜 그런 거 있잖아요? 남자가 더 박력 있게 리드해야 한다는 생각, 그래야 남자다운 남자라는 생각 말이에요.

그런데 그녀는 좋아하는 사람과의 첫 키스인데도 왠지 '당한 것' 같기도 하고, '잃은 것' 같기도 해서 펑펑 울었다고 해요. 그녀가 남자 친구와의 '첫 키스를 언젠가는 하겠지' 하고 기대하고 있었는데도 행복하지 않았다는 거죠.

키스를 포함한 어떤 성행동도 내가 원할 때 해야 아름다운 기억으로 남는 거랍니다. 또 그래야 두 사람의 관계에도 도움이 되겠죠. 키스를 하려면 먼저 눈으로 혹은 말로 다정하게 의사를 물어봐야 해요. 얼굴을 가까이 했을 때 상대가 고개를 돌리거나 몸을 뒤로 뺀다면 그것은 거절하는 거예요. 아직 준비되지 않아서 내키지 않는다는 의사 표시이니 그때는 더 진행하지 않는 것이 좋아요. 키스를 비롯한 모든 성행위가 두 사람 사이의 친밀감을 높일 수 있지만, 그건 두 사람 모두 원한다는 합의가 이루어졌을 때 그렇다는 얘기죠.

섹스가 뭐예요?

자, 이제 모두가 무척 궁금해하는 '섹스'에 대해 이야기를 할 거예요. 섹스라고 하면 뭐가 떠오르세요? 그 단어만 들어도 괜히 짜릿짜릿하고 근질거리는 느낌이 들지 않나요? 포르노 영상에서 본 장면이 떠오른다고요? 그런데 섹스는 단순히 포르노물에서 본 것과 같은 '성기 삽입섹스'만을 의미하지는 않습니다. 섹스란 '남자의 음경을 여자의 질에 넣고 몇 분간의 동작을 한 뒤 남자와 여자가 만족스러운 얼굴로 키스를 하는 것'이라고 하기엔 좀 더 다양한 행동이 있습니다.

우리나라에선 '섹스'를 '성관계'라고 말하는데, 이는 훨씬 더 포괄적인 뜻으로 '성을 통로로 하여 관계를 맺는 것'을 의미합니다. 다시 말하면 섹스는 서로를 더욱 친밀하게 하고 결속하게 할 뿐 아니라, 더 잘 이해하게 하는 좋은 소통방법입니다.

섹스는 (사랑하는) 사람과 몸으로 나누는 모든 성행동을 뜻해요. 성기 삽입만이 아니라 눈 맞추기, 포옹하기, 손잡기, 쓰다듬기, 키스, 애무 등을 다 포함합니다. 사랑하는 사람과의 섹스는 분명 우리에게 행복하고 즐거운 느낌을 선사합니다. 쾌감과 함께 하나가 된 느낌, 더 가까워진 느낌 같은 것 말이에요.

원래 섹스sex는 성별을 의미했지만, 19세기 초부터 삽입섹스의 뜻을 포함하면서 이제는 '섹스'라고 하면 '성교'를 떠올리게 되었죠. 성교는 남자의 음경이 여자의 질 안으로 들어가서 피스톤 운동을 통해 정액을 사정하는 삽입섹스를 포함해, 입을 이용한 오랄섹스, 항문섹스 등 다양한 행위가 있습니다. 우리는 이 성교라는 행위를 통해 종족을 보존하고(아기를 낳고), 사랑을 표현하고 확인하며 사랑하는 사람과 즐거움을 나눕니다. 물론 우리가 섹스를 하는 이유는 그 외에도 너무나 많지만 말이에요.

섹스는 남녀의 성기가 결합하는 성교와, 그 전과 후의 성행동을 모두 의미합니다. 섹스 하는 것을 영어로는 'make love'라고 표현하는 이유도 섹스를 통해 사랑을 표현하고 확인하며, 더 강하게 만드는 것이기 때문일 거예요. 그래서 사랑 없이 섹스를 할 수도 있고 섹스 없이 사랑을 할 수도 있지만, 이 둘이 모두 있을 때 우리는 더욱 충만한 행복을 느끼게 된답니다.

잘 준비한 첫 경험!

여러분이 서로 마음을 나누고 사귀다 보면 섹스에 대한 유혹이나 궁금증도 자연스럽게 생겨날 거예요. 그럼 청소년인 여러분이 지금 섹스를 한다면 어떨까요? 이 질문엔 옳고 그름을 생각하기보다는 지금 섹스를 하는 것이 내 인생에 유리한지 아닌지를 생각해보면 좋겠어요.

첫 경험은 인생을 살다 보면 누구나 한 번은 하게 되어 있어요. 수녀님이나 신부님, 스님같이 종교적인 이유나 자신의 가치관 때문에 섹스를 전혀 하지 않겠다고 결정한 사람이라면 모르지만, 대개 누군가와 사랑하고 섹스를 하는 삶을 살게 되죠.

사실 섹스는 우리가 정한 때에 딱 맞춰서 하게 되기보다는 갑자기 하는 경우가 많고, 첫 경험을 할 때는 말 그대로 경험이 없는 상태기 때문에 대체로 그렇게 멋진 경험이 아닐 수 있어요. 그래서 정말 기대를 했는데 막상 해 보니 '별것 아니었구나', '이런 거였어?'라고 생각하기도 하고, 생각대로 되지 않아서 당황하다가 끝나기도 해요.

하지만 첫 경험은 그것이 성공했든 아니든 우리 인생에서 소중한 경험입니다(첫 섹스 경험이라서가 아니라, 어떠한 경험이든 첫 경험은 기억에 오래 남잖아요?). 그래서 만약 첫 섹스를 하기로 결심했다면, 정말 좋아하는 사람과 좀 더 서로를 배려하는 환경에서 하는 게 더 좋을 거예요.

물론 첫 경험만이 중요하다는 말은 아니에요. 사랑하는 사람과 하는 섹스는 그것이 몇 번째든 첫 경험과 마찬가지로 중요해요. 어제와 같은 사람은 없고(사람은 계속 발전하고 변하니까요), 또 언제 하는 섹스든 처음 하는 것과 마찬가지로 소중하기 때문이죠. 그런 마음으로 상대에게 집중하면서 최선을 다하는 것이야말로 바로 사랑의 순결을 지키는 것이 아닐까요?

더욱이 청소년기에는 '너 아직도 안 해봤냐?'는 친구들의 부추김에 얼떨결에 섹스를 하기도 하는데, 나와 상대가 정말 섹스를 할 마음이 생기고 책임도 질 수 있는 상태가 될 때까지 의연한 자세가 필요해요. 친구들이 떠벌리는 그런 말들은 그냥 치기에서 나온 거짓말이거나 과장일 때가 많아요. 무엇보다 나의 중요하고 아름다워야 할 경험을 '뽐내기 위해' 혹은 '뒤처지지 않기 위해' 한다는 것이야말로 정말 자존심 상하는 일 아니겠어요?

섹스에서 책임질 수 있다는 의미는, 내가 원하는 시기에 내가 내린 행동과 결정으로 나 자신과 상대 모두 상처받지 않도록 준비한 상태에서 한다는 것을 말하는 거예요. 준비하지 않은 상태에서 섹스를 하면 지금의 상황에서는 감당하기 어려운 일들이 생길 가능성이 높습니다. 원하지 않은 아기라든지, 성병에 걸린다든지 하는 거 말이에요. 이런 원치 않은 결과 외에도 성급한 섹스는 후회하는 마음이 들게 하고, 훗날 자기 자신을 부끄럽게 생각하게 될 수도 있어요. 상대에게 상처를 줄 수도 있고요.

특히 여학생의 경우 18세가 되어야 자궁경부 상피세포가 완전히 성숙하기 때문에 그 전에 섹스를 하면 상처를 입거나, 자궁경부암에 노출될 가능성이 더 높아집니다. 그래서 섹스를 하려고 한다면 적절한 피임 방법과 성병 예방에 대해 알고 철저히 준비해야 합니다. 그리고 내가 이 사람과 섹스를 할 만큼 잘 알고 좋아하는지, 그 사람도 섹스를 원하는지를 당연히 고려해야겠죠. 원하든 원하지 않든 섹스에는 많은 것이 따라오기 마련이거든요.

성적 흥분

사람들의 성적 반응은 크게 네 단계로 나뉘는데, 성욕구기, 성흥분기, 성오르가슴기, 해소기를 말합니다. 쉽게 말해서, 가장 먼저 성욕이 생기고 어떤 자극을 통해 성적으로 흥분이 되고 오르가슴을 느끼며 해소가 된다는 거예요.

대체로 여자는 남자보다 복합적으로 후각, 청각, 촉각이 함께 자극되어야 성적 흥분이 시작됩니다. 여자는 남자보다 후각, 즉 냄새의 자극에 더 민감하게 반응하고, 남자는 시각의 자극을 통해 쉽게 흥분합니다. 그래서 여자가 첫사랑을 떠올릴 때는 그 남자가 사용하던 향수나 비누, 스킨 냄새를 맡았을 때라고 하는데, 남자들의 경우는 그녀를 닮은 여자를 봤거나 사진을 봤을 때라고 하니, 흥미롭죠?

일단 어떤 이유로든 성적인 자극을 받아 각성이 일어나면 성적인 흥분이 일어납니다. 남자의 경우는 여자의 벗은 몸 또는 포르노를 보거나 야한 상상을 하는 것일 테고, 여자는 야한 이야기를 읽는 것이 포르노 등을 보는 것보다 더 흥분된다고 하죠. 남자나 여자 모두 궁극적인 섹스의 목표는 상대와 자신의 만족이겠지만, 남자의 경우는 오르가슴을 통한 방출(사정)을 통해 더 확실하게 확인할 수 있습니다.

남자도 여자도 흥분을 하면 성기로 피가 몰리면서 충혈 현상이 일어나요. 남자는 성기가 발기되고, 여자 역시 성기가 충혈되고 가슴이 커지며 유두가 꼿꼿해지지요. 여자는 그 충혈 현상으로 질액이 더 많이 분비되는 질 윤활이 일어나게 됩니다. 삽입 성교를 통해 생식을 하는 모든 생물은 수컷의 경우 삽입이 가능하도록 발기가 되고, 암컷은 삽입이 원활하게 이루어지도록 질 윤활이 되는 원리가 적용됩니다.

질 윤활이 잘 될수록 여자는 삽입으로 인한 통증이 줄어들어요. 이 때문에 남자는 섹스를 하면서 여자가 충분히 흥분해서 질액이 잘 분비되도록, 여자에게 '사랑한다' 또는 '예쁘다'와 같은 표현을 하면서 키스하고 쓰다듬는 애무를 많이 하는 것이 좋아요. 좋아하는 사람에게서 이런 말을 들으면 정말 행복하겠죠? 그것이 남자가 여자의 흥분을 위해 할 수 있는 것이죠. 정성 어린 애무는 남자에게도 더 멋진 오르가슴을 선사하는 과정이기도 해요.

애무하기

예전에는 섹스와 애무를 나누어서 이야기했습니다. 그래서 애무는 본 게임인 삽입 전에 하는 행위라서 전희라고 했고, 사정 후에 서로 안고 입 맞추는 행위를 후희라고 불렀죠. 하지만 최근에는 사랑하는 사람과 하는 모든 행위를 섹스에 포함합니다. 즉 삽입 중에도 애무는 계속 진행해야 하고, 삽입이 끝난 뒤에도 서로의 사랑을 확인하고 지지하는 의미로 입맞춤과 애무가 필요하다는 거죠.

사랑하는 상대의 몸을 쓰다듬고 어루만지는 것은 정말 멋진 느낌입니다. 애무는 옷 위로도 할 수 있고, 옷 속으로 손을 넣어 할 수도 있습니다. 입뿐 아니라 온몸에 키스를 할 수도 있습니다. 이렇게 서로의 몸을 만지고 상대가 좋은 느낌을 받는 곳이 어딘지, 성적으로 쾌감을 느끼고 예민한 곳이 어딘지 알아내는 것은 흥미진진한 모험과 같습니다.

세게 만지는 것과 가볍게 만지는 것을 번갈아 하면 좋습니다. 손가락 끝으로 상대를 새롭게 알아가는 거죠. 서두르지 말고 천천히 부드럽게 만져보세요. 가능한 한 서로를 잘 느끼도록 노력하면서요. 애무를 통해 긴장감을 낮추고 성적인 흥분을 나누면서, 상대에게 멋진 즐거움을 선사하는 것입니다.

보편적으로 목덜미, 귓불, 입술, 가슴, 젖꼭지, 무릎 뒤, 성기가 예민한 곳이지만 사람마다 예민한 곳이 다를 수 있고, 그날의 기분이나 몸 상태에 따라 성감대가 달라지기도 합니다. 중요한 것은 어느 부위가 예민하고 성적 즐거움을 느끼는 곳인지를 지도 위의 명소처럼 외우는 것이 아니라, 그때그때 상대의 반응과 신호를 보며 진행하는 것입니다. 그래서 섹스는 사랑하는 사람과 온몸과 마음을 다해 나누는 대화이기도 한 것입니다.

오르가슴

삽입을 하게 되면 남자는 사정을 위해 피스톤 운동을 하고 오르가슴이라는 성적 극치감을 느끼며 사정을 하게 되죠. 여자 역시 오르가슴과 성적 쾌감을 느끼게 돼요. 그럼 도대체 오르가슴이라는 게 뭘까요? 성관계를 하면 모든 사람이 오르가슴을 느끼는 걸까요?

오르가슴은 남자와 여자 모두 '대단한 쾌감'이라고 말하는데, 사실 이 오르가슴은 성기 삽입 시에만 느끼는 것은 아닙니다. 여자들의 경우는 성감대의 애무(특히 음핵의 애무)를 통해, 혹은 상상을 통해서도 오르가슴이란 즐거움을 느낄 수 있습니다.

오르가슴을 느끼면 온몸의 근육과 성기관이 수축되었다가 풀리는 현상이 일어나요. 남자들은 해방되거나 방출되는 느낌, 여자는 하늘에 둥둥 뜨는 느낌이거나 뿌듯하게 차오르는 느낌이라고 표현하죠. 남자의 경우 일반적으로 오르가슴은 사정의 순간을 말하며, 모든 근육이 긴장되었다 갑자기 풀리는 느낌이라고 해요. 여자들은 오르가슴을 느끼면 질과 아랫배를 통해 간지럽고 조이는 느낌이 전신으로 파도치듯 오고 가는 것 같다고 하죠. 하지만 오르가슴에 대해 남녀의 차이가 있는 것이 아니고, 사람마다 각기 다른 반응을 느끼는 거라고 합니다. 그리고 매번 오르가슴을 꼭 느껴야 하는 것은 아니에요. 두 사람이 성관계를 통해 더욱 사랑을 확인하고 즐거운 쾌감을 느꼈으며, 더 친밀한 느낌을 받았으면 그것이 멋진 것이죠. 숙제를 하는 것처럼 오르가슴에 대해 강박감을 느낄 필요는 없습니다.

오르가슴은 그저 느낌이 아니라 실제로 몸에서 일어나는 현상이에요. 흥미롭게도 성적 흥분이 높아지면 여자들은 질이 채워지는 느낌을 원하는데, 이것은 생식과 깊은 연관이 있어요.

여자가 극치감을 느끼게 되면 자궁 입구가 넓어지며, 자궁은 수축을 하게 되죠. 이는 더욱 원활한 수정을 위해 벌어지는 자연의 섭리인데, 자궁 입구가 넓어지면 사정이 된 몽글몽글한 젤 상태의 정액이 자궁 입구에 더 많이 고이게 되고 물처럼 될 때까지 머물 수 있거든요. 정액이 묽어지면 정액 속의 정자가 더 쉽게 헤엄칠 수 있게 되죠.

그리고 오르가슴으로 인한 자궁 수축으로 더 빨리 정자가 자궁 속으로 빨려 들어갈 수 있어요. 심지어 오르가슴을 느끼면 배란이 되지 않은 쪽의 난관이 닫힌다고 해요. 그러니 결국 여자의 오르가슴은 쾌락뿐만 아니라 생식에도 큰 기여를 하는 셈이죠. 자연의 섭리가 참 대단하지 않나요?

남자와 여자 모두 오르가슴을 느끼게 되면, 혹 오르가슴을 느끼지 못했더라도 즐거운 성관계를 하면, 애착과 관련이 있어서 '행복 호르몬'이라고 부르는 옥시토신이 분비되면서 상대에게 더욱 사랑을 느끼게 됩니다.

사람에게 나타나는 성적 반응은 나이가 들면서 조금씩 변하기도 하고, 건강 상태에 따라서 문제가 생기기도 하지요. 청년기에는 섹스를 할 때 발기가 잘 안 되거나, 조루(자기가 원하는 시기보다 더 일찍 사정되는 것)를 겪는 경우가 많은데, 이는 아직 경험이 없어서 성기의 감각이 너무 예민하거나 상대를 좋아할수록 '잘해야 한다'라는 마음의 부담이 커서 그래요. 하지만 그런 성적인 어려움들은 흔히 겪는 일이니까 그런 일이 있어도 너무 민감하게 생각하지 않으면 다시 좋아지는 경우가 많아요.

한편 여자는 삽입에 대한 공포, 보수적인 가정교육으로 인한 불안감 때문에 자기 의도와 달리 질이 열리지 않아 삽입이 안 되는 '질 경련' 현상이나, 성관계 시 통증을 심하게 느껴 결국 섹스를 포기하게 되는 '성교통'을 겪는 경우가 있어요. 이럴 때 혼자 고민하기보단 의사나 상담자 등 성 관련 전문가를 찾아가 도움을 받으면 문제를 더 쉽게 해결할 수 있어요.

자, 여기서 가장 명심해야 할 게 있어요. 자신의 상대와 섹스를 하는 데 있어서 가장 중요하게 고려해야 할 것은, 상대가 원하는 것만 할 수 있다는 거예요. 무엇보다 서로에게 안전한 방법으로요. 나 역시 내가 원하지 않는 것을 상대가 하려고 한다면 거절할 수 있는 권리가 있다는 것을 잊지 마세요.

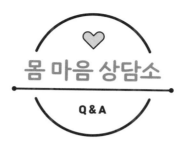

Q **남녀의 성욕은 정말 차이가 있나요?**

A 남자와 여자의 성욕은 비슷하다고 해요. 성욕을 일으키는 데 필요한 성호르몬인 테스토스테론이 여자보다 남자에게 몇십 배나 더 많이 나오기 때문에 남자의 성욕이 더 강하다는 말이 있기도 했어요. 오랫동안 남성 위주의 사회였고, 남자들이 자신의 성 욕구나 충동을 더 쉽게 표현할 수 있어서 마치 성욕이 남자가 더 강한 것같이 여겨지기도 하는데, 사실 인간의 기본적 욕구인 성욕은 남녀가 비슷하다고 합니다. 성욕이 강하거나 약한 것은 남녀 차이보다 개인차가 있다고 보는 게 옳을 것 같아요.

존중하기

소문내지 않기

만약 내가 누군가와 키스, 애무, 섹스를 했다면, 혹은 하고 있다면 그것은 두 사람의 사생활입니다. 사생활이란 나의 아주 사적이고 개인적인 생활이란 뜻이에요. 특히 둘이 어떤 성행동을 해도 그것은 두 사람만의 사적인 생활이라는 것을 명심하세요. 그래서 이런 둘만의 비밀을 남에게 말하고 다닌다거나, 상대가 원하지 않는데도 노출하는 것은 상대에 대한 예의가 아닙니다. 아무리 친한 친구라고 해도요.

그렇게 둘의 비밀을 지킬 생각이 없다면 애초에 두 사람만의 비밀을 만들면 안 되죠. 무엇보다 상대가 진정으로 섹스를 원하고 준비가 될 때까지 기다려주는 자세가 필요합니다. 상대가 거절한다고 "너는 나만큼 사랑하지 않는구나", "네가 나를 사랑한다면 오늘 나하고 자고 가", "예전의 여자 친구는 이런 것도 해주었는데, 넌 안 된다는 걸 보니 날 덜 사랑하는 거 같아" 하는 말들은 아무리 완곡하게, 부드럽게, 혹은 애교스럽게 한다 해도 상대에게 '사랑한다는 이유로' 압력을 넣는 것과 다르지 않습니다. 특히 예전에 사귀던 사람과 비교하는 것은 정말 무례한 행동이에요.

잊지 마세요. 사랑은 강요가 아니며, 내 뜻을 관철하기보다는 상대의 의사를 존중하는 것입니다.

섹스는 어느 정도의 무게일까?

십 대에 섹스를 경험하는 것을 어른들은 걱정해요. 물론 사랑과 성에 대한 욕구와 선택, 결정을 인정하지만요. 따라서 스스로 어떤 행동을 할지 선택하고 결정할 권리가 있는 청소년은 십 대에 하는 섹스와 관련해 꼭 생각해야 하는 문제들이 있어요.

앞서 말했듯이 섹스는 우리가 계획을 세워서 원할 때 하기가 참 어려워요. 이건 경험이 많은 어른들도 마찬가지예요. 대부분 섹스는 우연히, 예기치 않게 일어나거든요. 그래서 만약 섹스를 하려는 생각이 아니라면(성교만이 아니라 키스나 애무 같은 모든 성행위를 말하는 거예요), 단 둘이 은밀한 공간에 있지 않는 게 좋아요. 그 친구의 자취방이나 부모님이 안 계신 집에 오래 머무는 등의 행동이 생각하지도 않았던 성행동을 불러올 수 있다는 것을 꼭 알아두어야 해요. 청소년기에 이성 교제를 할 때는 가능하면 여럿이서 공원이나 놀이공원, 도서관 등 열린 공간에서 만나는 게 좋아요.

무엇보다 평소에 더 진지하게 생각해봐야 할 것은 정말 자신이 섹스를 하고 싶은가 하는 문제예요. 그리고 상대랑 하게 된다면 어느 수준까지 성행위를 할 수 있는가도 생각해야 해요. 특히 서로 만지기 시작했다면, 자신의 정지선(동의하는 성행동의 한계선)과 상대의 섹스 요구를 거절했을 때 과연 둘의 관계를 잘 유지할 수 있을까에 대해 함께 이야기하는 게 좋아요. 상처받지 않도록 거절하는 방법 또한 알아두어야겠죠.

자, 어떤 성행동을 하기 시작했다면 아래의 질문에 대한 답을 한번 곰곰이 생각해보세요.

ⓠ 그 사람이 내 몸에만 관심이 있는 건 아닌가?

ⓠ 서로를 향한 성욕을 제외하고 우리의 관계를 더 가깝게 해주는 것은 무엇일까?

ⓠ 지금 내가 섹스를 한다면 내 인생은 어떻게 달라질까?

ⓠ 만약 내가 임신을 한다면 남자 친구는 무엇을 해줄 수 있을까?

ⓠ 만약 여자 친구가 임신을 한다면 나는 무엇을 할 수 있을까?

이런 질문 말고도 성행동으로 일어날 수 있는 여러 경우에 대해 상대와 진지하게 이야기를 해봅니다.

일단 하고 나면, 난 어떻게 되는 거지?

사실, 어른들은 청소년기에는 무조건 섹스를 하지 말라고만 하죠. 그래서 더욱 호기심이 생기는 걸지도 몰라요. '도대체 섹스를 하면 왜 안 된다는 거지? 무슨 일이 일어난다는 거야?'라는 생각을 해봤을 거예요. '모두 다 그렇다'라고 말할 수는 없지만, 십 대에

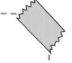

섹스로 인해 생길 수 있는 불편한 문제

- 원치 않는 임신과 성병 감염에 대한 두려움
- 감정적인 고통(너무 이른 나이에 성관계를 했다는 것에 대한 자책)
- 관계에서 자꾸 성관계 위주의 만남을 하게 되는 것
- 상대와 관계가 복잡해짐
- 인생에서 자신의 목표를 잊어버리고 성관계에 빠져들 수 있다는 것
- 자존감을 잃는 것
- 상대와 우정을 더 지속하기 어려운 것
- 주변의 평판이 나빠지는 것

섹스를 하는 것이 인생에 미치는 영향은 긍정적인 것보다 부정적인 게 훨씬 많아서 앞으로의 인생이 아주 고달파질 수 있기 때문에 어른들은 걱정하는 거예요.

물론 섹스를 시작하기 전에 두 사람의 관계와 미래에 대해서 좀 더 고민하고 섹스를 하기로 결정했다면, 안전한 섹스(피임과 성병 예방, 위험한 성행동 안 하기)를 준비하는 것이 자신과 상대, 둘의 관계를 전부 책임지는 태도이고 걱정을 조금이라도 덜 수 있는 방법일 거예요.

"싫어"라고 말하기

어떤 이유로든 자신이 성관계를 원하지 않거나 준비가 되지 않았을 때는, 명확한 어조로 상대의 눈을 보며 거절해야 해요. 물론 좋아하는 상대가 원하는 것을 하지 않겠다고 거절하는 게 결코 쉬운 일은 아니죠. 하지만 원하지도 않는 성관계를 해서 둘 사이가 어색해지고 불편해지는 것보다는, 지금 거절하는 것이 두 사람의 장기적인 관계를 위해서는 더욱 좋은 일이라고 봐요. 하지만 어떻게 좋은 관계를 유지하면서 단호하게 거절할 수 있을까요?

웃음을 흘리면서 분명하지 않게 거절한다면 상대는 헷갈릴 수도 있어요. 그래서 만약 여러분이 섹스에 대해 준비가 되지 않았다면 분명하고 단호하게 그의 눈을 보면서 거절해야 합니다. 그러나 소리를 지르거나 거칠게 하라는 건 아니에요. 왜냐하면 그는 여러분이 사랑하는 사람이니까 마음의 상처까지 줄 필요는 없잖아요?

그러니 거절하되, 그가 상처받지 않도록 하는 게 좋아요. "네가 나를 그렇게 좋아한다니 고맙지만 나는 그러고 싶지 않아. 그러니 내가 준비될 때까지 기다려주면 좋겠어." 이 정도면 어떨까요?

사귀는 사람이 있다면 이런 질문에 대한 답을 미리 만들어두는 것도 필요할 것 같아요.

Ⓐ 싫어. 난 하고 싶지 않아.

Ⓐ 싫어. 나는 아직 준비가 안 됐어.

Ⓐ 싫어. 너는 나를 진정으로 좋아하는 것 같지 않아. 그게 아니면 내가 원하지 않는데 어쩌면 이렇게 조를 수 있어?

Ⓐ 싫어. 네가 나를 사랑하는 것은 알겠어. 네가 나랑 같이 있고 싶어 하는 마음도 알겠고. 하지만 지금은 섹스보단 너랑 이야기를 더 하고 싶어. 난 네가 어떤 사람인지 정말 궁금하거든.

Ⓐ 싫어. 내가 너라면 그렇게 강요하지 않겠어. 내 의견을 존중해줘.

Ⓐ 싫어. 우리가 둘 다 준비가 되었을 때 즐겁게 하자.

이런 말들은 어때요? 물론 거절하기란 쉽지 않아요. 하지만 나의 몸과 마음은 내 것이에요. 남의 눈치를 볼 것도 없고, 남에게 맞출 필요도 없습니다. 자기 스스로 할 준비가 되었다고 생각할 때 하면 되는 거예요.

평소에 무척 좋아하는 상대라고 하더라도 지금 그 사람의 행동이 자신을 조금이라도 불편하게 한다면, 당장 그 행동을 중지시키고 거절할 수 있는 권리가 있어요. 하지만 좋은 감정을 가지고 있거나 사랑하는 사람에게 '싫다'라고 하기는 정말 어렵기 때문에 평소에 그 사람을 떠올리면서 혼자 있을 때 소리 내어 거울을 보며 연습을 해두는 것도 도움이 될 겁니다. 그래야 갑작스럽게 난처한 상황에 처했을 때 당황하지 않고 대처할 수 있으니까요.

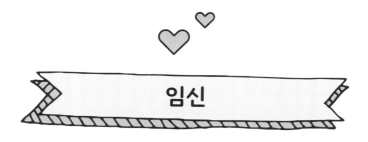

임신은 어떻게 하는 거지?

섹스는 임신이라는 결과를 불러오는 통로이기도 합니다. 물론 섹스를 통해 우리는 더욱 사랑을 키워가고, 상대를 이해하면서 관계를 더욱 굳건히 다질 수 있죠. 하지만 이러한 정서적, 심리적인 결과 외에도 섹스가 생식을 위한 직접적인 통로라는 것을 부인할 수는 없어요.

임신이란 남자의 정자와 여자의 난자가 만나 수정이 된 뒤, 난관을 따라 자궁으로 내려온 수정체가 여자의 자궁 내벽에 무사히 착상을 한 순간부터를 말하는 거예요. 여자의 배 속에서 아기가 될 새 생명이 자라는 거죠. 아기가 오는 것은 우리가 결정하는 것이라기보다 하늘이 우리에게 주는 선물이자 축복입니다. 그 때문에 우리는 어떤 경우에도 임신을 쉽게 생각해서는 안 됩니다. 이 말은 생명 앞에서 우리는 겸손해야 한다는 거예요. 우리가 원한다고 생명이 우리에게 오는 것이 아니거든요. 아기를 너무도 원하지만 갖지 못해서 애쓰는 수많은 불임 부부를 생각해보세요.

임신이 되면 임신 초기에는 엄마는 잘 못 느끼지만 몸 안에서는 정말 큰 변화가 일어나요. 일단 섹스를 하고 나서 한 달이 지나도 월경을 하지 않는다면 임신을 의심해 보아야 해요. 약국에 가서 임신테스트기를 사서 아침 첫 소변으로 임신 여부를 알아봅니다. 임신테스트기로 임신임을 확인했다고 하더라도 병원에 가서 다시 확인해보아야 합니다.

그럼 아기는 엄마의 배 속에서 어떤 시간을 보낼까요? 아기는 엄마의 자궁 속에서 9개월 반을 지내고 세상에 나와요. 아기는 엄마의 자궁 속에서 쉬지 않고 온전한 한 사람이 되기 위해 노력해요. 팔다리도 움직이고, 돌기도 하고, 눈도 감았다 떴다 하면서 점점 모든 기관이 발달한답니다.

그래서 아기가 발달하는 9개월 반 동안 엄마가 충격을 받거나 뭔가 문제가 생기면 아기에게 그 결과가 그대로 돌아가요. 이 때문에 엄마들은 아기가 자궁 속에서 자라는 동안 가장 완전한 조건을 만들어주려고 태교도 하고, 좋은 음식을 먹고, 마음도 착하게 가지려고 애쓰고, 좋은 것만 보려고 하는 등 정말 많은 노력을 기울이는 거랍니다.

우리에게 축복으로 온 생명이 건강한 한 인간으로 태어나게 하기 위해 엄마는 정말 조심하면서, 소화가 안 되고, 허리가 아프고, 다리가 붓는 등 여러 힘든 증상을 견뎌냅니다. 우리 모두 그런 엄마의 사랑을 통해 이 세상에 태어난 거예요. 아이를 기른다는 것은 우리 인생 과정 중에서도 정말 힘든 도전이지만, 자신의 아이를 키우는 것은 정말 가치 있는 일이죠.

만약 아이를 임신했고 낳기로 결심했다면, 의사와 상의하여 임신에 대한 검진을 매월 받으며 산모와 아이의 상태를 주기적으로 확인해야 해요. 그리고 이제는 부모가 됐으니 서로를 격려하면서, 산모와 아이 모두 건강할 수 있도록 최선을 다해야 하죠. 두 사람이 만나 사랑해서 한 생명이 찾아오고, 그 생명이 귀여운 아기로 태어나 훌륭한 사람으로 자라면서 우리에게 많은 기쁨과 행복을 주는 것을 생각하면 임신은 그야말로 축복 그 자체예요.

임신의 증상

임신의 증상은 대개 임신 2주 이후 나타나기 시작해요. 월경을 안 하거나 평소의 월경량에 비해 아주 소량의 피가 나오고, 속이 메스껍고, 피곤하고, 평소에 먹지 않던 음식이 먹고 싶거나 잘 먹던 음식을 갑자기 못 먹게 되기도 합니다. 그리고 소변이 자주 마렵

기억해야 할 것!

- 첫 관계에서도 임신이 될 수 있어요.
- 여자의 가임기가 아니어도 언제든 임신이 될 수 있어요.
- 질외사정은 피임법이 아니에요.
- 섹스 후 물구나무를 서거나 레몬즙이나 식초, 물로 씻어내면 임신이 되지 않는다는 말은 거짓입니다.

고, 체중도 많이 늘게 되죠. 아기가 엄마의 배 속에서 크는 동안 엄마의 몸은 안팎으로 많은 변화를 겪게 돼요.

임신일까 하는 걱정을 포함해 스트레스가 많거나, 시험이나 이사 등으로 몸이 많이 힘들었거나 하는 원인으로도 월경을 거르거나 늦게 할 수 있는데, 임신이 걱정될 만한 일이 있었다면 임신 검사를 해봐야겠죠?

임신의 진행

수정란이 자궁 내벽에 착상되는 순간부터 약 260~280일 동안 여자의 몸은 계속 극적인 변화를 겪게 됩니다. 사람들은 임신으로 여자의 배가 불러오는 것만 보지만, 그 안에서 일어나는 엄청난 생리적 변화는 알 수가 없지요.

수정란은 세포분열을 거듭하며 난관에서 자궁으로 들어와 수 정된 지 5~6일 후에 자궁내막의 한곳에 자리를 잡습니다. 이것을 착상이라고 하고, 이것이 임신의 시작이라고 볼 수 있습니다. 수 정란이 착상하지 못하고 다음 월경을 통해 배출되는 경우도 있는 데, 이렇게 임신을 알아차리지 못한 채 그냥 지나치는 경우도 많 습니다. 자궁내막은 수정란을 품고 보호하며 키웁니다.

임신은 보통 세 시기(삼분기)로 나누는데, 1삼분기는 첫 12주 까지이며, 2삼분기는 13~28주의 기간, 3삼분기는 29~40주의 기간을 의미합니다. 보통 37~40주의 기간을 만삭이라고 하고, 37주 이전에 아기가 태어나면 조산이라고 합니다.

1삼분기(0~12주의 태아)

자궁내막에 착상하는 배아의 크기는 0.7센티미터 정 도 되고, 7주에는 2.5센티미터 정도가 되며, 12주쯤에 는 약 8센티미터, 몸무게는 85그램 정도가 됩 니다. 9주부터는 배아가 아닌 태아라고 부릅 니다. 1삼분기 마지막쯤에는 해부학적인 구조 가 거의 형성되고, 기관들이 기능을 시작합니다. 태아는 손과 발을 움직일 수 있고, 입을 벌렸다 닫았다 할 수 있습니다.

이때 임신한 여자는 월경이 멈추고, 피로감을 느끼며, 입덧 등

임신의 과정

② 난관을 따라 자궁으로 내려온 수정체가
자궁 내벽에 무사히 착상하면 임신이 돼요

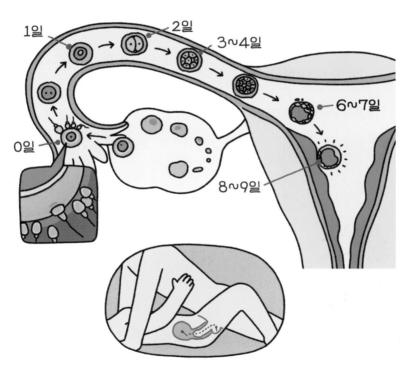

① 삽입섹스 또는 시험관 시술로 남자의
정자와 여자의 난자가 만나 수정이 돼요

의 증상을 겪게 됩니다. 이때 호르몬의 변화로 여자는 감정 기복이 심해지고 우울함을 느낍니다.

2삼분기(13~28주 태아)

6개월까지 태아는 30~36센티미터 정도로 자라고 몸무게는 약 700그램 정도 됩니다. 뼈는 단단해지고, 발톱과 손톱이 나타나기 시작해요. 아기가 24주 이전에 태어나면 생존할 확률이 낮습니다. 이 시기에 태아는 몸에 솜털이 나고 양수를 먹기도 합니다.

임신 4개월이 지나면 아기가 주먹을 내지르기도 하고, 발로 차고, 구르기를 하기 때문에 엄마도 아기의 존재를 확실히 알게 됩니다. 4개월경부터 엄마의 배가 불러옵니다. 임신 20주쯤 되면 대부분의 엄마가 아기의 움직임(태동)을 느낄 수 있습니다.

이 시기가 임신 중 엄마들이 가장 편안해하는 기간입니다. 괴롭던 입덧도 잠잠해지고, 피로감도 줄어들며, 월경에 대한 걱정도 없어지기 때문에 가장 안정적이라고 느낍니다.

여자는 임신으로 인해 보통 11~14킬로그램 정도 체중이 늘어나고, 배에는 배꼽부터 음부까지 이어지는 임신선이 생깁니다. 유두의 색도 짙어지고 복부의 피부가 트기도 합니다. 따라서 오일이나 로션을 발라 마사지를 해주는 것이 좋습니다.

3삼분기(29~40주)

임신 8개월까지 태아의 뇌와 신경계는 거의 완성됩니다. 28주쯤 되면 태아의 키는 38센티미터 정도로 자라고 몸무게는 약 1킬로그램이 됩니다. 32주가 되면 피하지방층이 만들어지고, 임신 초기에는 감겨 있던 눈도 뜰 수 있습니다. 팔을 움직이거나 발로 걷어차기도 합니다.

7개월부터 태아는 급격한 성장을 합니다. 36주쯤 되면 태아는 일주일에 몸무게가 450~900그램씩 늘고, 출산 직전이 되면 몸무게가 2.7~4.5킬로그램이 되며, 키는 50~58센티미터까지 자랍니다. 266~280일이 지나면 수정란 하나로 시작한 생명이 1조 개에 이르는 세포를 가진 아기로 성장한다니 정말 놀랍죠?

이 시기의 엄마는 자궁이 커져서 호흡도 불편해지고 소화가 잘 안 되기도 합니다. 아기도 태내에서 자라고 있고 엄마의 체중도 늘었기 때문에 엄마는 피로감을 느끼기 쉽습니다. 또한 엄마는 자궁과 태아의 무게가 늘어서 방광을 압박하기 때문에 소변을 자주 보게 됩니다. 자궁을 지지하는 인대도 자궁의 무게가 늘어남에 따라 늘어나 골반 부위에서 통증을 느끼기도 합니다. 출산을 앞두고 영양이 풍부한 초유가 유두에서 분비되지요.

임신 후 몸에 일어나는 변화

- 월경을 하지 않아요.
- 졸리고 나른해요.
- 초기에 약간의 질 출혈이 있어요.
- 임신이 진행될수록 분비물이 많이 나와요.
- 초기에 속이 메스껍고 구역질이나 구토가 자주 일어나요.
- 좋아하던 음식이 싫어지거나 싫어하던 음식을 즐겨 먹게 돼요.
- 가슴이 커져요.
- 배가 점점 커지고 후기가 되면 배에 임신선이 짙게 나타나요.
- 후기가 되면 허리가 아프기도 하고, 다리나 발이 붓기도 해요.
- 후기가 되면 자궁이 커지기 때문에 다른 장기를 밀어 올려서 소화가 잘 안 돼요.

자궁 외 임신

수정란이 자궁내벽이 아니라 난관 등 자궁 외에 착상하여 자라는 경우를 말합니다. 이를 자궁 외 임신이라고 하는데, 난관에서는 태아가 충분히 자랄 수 없고 엄마가 위험해질 수도 있으므로 임신 초기에 자궁 외 임신인지 병원에서 꼭 확인해야 합니다.

출산

수정된 지 38주가 되면 아기는 태어날 준비를 합니다. 태아가 나올 준비를 마치면 자궁이 수축을 시작하고 엄마는 산통을 느낍니다. 이것을 진통이라고 하는데, 진통은 시간이 지날수록 간격이 짧아지며, 진통이 10분 간격으로 40초 이상 계속되면 곧 출산이 임박했다는 신호입니다. 출산이 시작되면 태아를 감싸고 있던 양수가 터지고 자궁은 강한 수축으로 아기를 밀어냅니다. 출산은 엄마와 아기가 힘을 합해 이루어 내는 정말 위대한 일이지요.

아기가 나오고 나면 약 20분 안에 자궁이 다시 수축하면서 태반이 엄마 몸 밖으로 나옵니다. 이것을 후산이라고 하고, 이후 안전하게 지혈이 되어야 비로소 출산이 끝난 것입니다. 첫 출산은 두 번째보다 대개 시간이 많이 걸리지만 사람에 따라 걸리는 시간과 힘든 점이 다릅니다.

십 대의 임신과 출산

임신과 출산은 우리의 인생을 완전히 바꿔놓습니다. 아기가 생긴다는 것은 대단한 축복이지만, 그것은 우리가 준비하고 기다렸을 때 그렇다는 거죠. 원하지 않는 아기가 생기면, 특히 청소년기에 그런 일이 일어나면 그야말로 핵폭탄이 터지는 거예요. 결혼을 한 성인 부부도 아기가 태어나면 생활에 엄청난 변화가 생기는데, 하물며 학교를 다니고 미래를 준비하는 시기에 그런 일이 일어나면 더 심각한 상황일 수밖에 없죠. 십 대인 자신이 혹은 자신의 여자 친구가 임신을 했다면, 무엇을 어떻게 할 수 있을까요?

무엇보다 임신 사실이 확인되면 임신을 유지할 것인지 아닌지에 대해 빠르게 판단해야 해요. 내 몸은 나의 것이고, 결정 또한 나에게 가장 유리한 방향으로 내려야 합니다. 누구도 임신중지를 하라거나 아기를 낳으라고 강요할 수 없습니다. 개인의 상황과 환경을 잘 고려해서 스스로 결정을 내려야 합니다. 자기 자신에게 물어야 할 것도 많고, 아기의 아빠, 자신의 가족에게도 묻고 싶은 질문이 많을 거예요.

만약 부모님과 상의할 수 없는 입장이라면 믿을 수 있는 어른에게 상의하거나, 자신이 좋은 결정을 할 수 있도록 도움을 받을 수 있는 전문단체나 전문가 선생님을 찾아보세요. 아기를 갖고 키우는 것만큼 나의 인생을 크게 바꿀 사건은 없습니다. 임신과 출산은 우리의 인생을 완전히 바꿔놓을 만큼 큰 사건이니까요.

임신을 하면 생각할 일이 정말 많아집니다. 평소 주변의 이모나 누나, 언니가 아기를 낳아 키우는 것을 봤다면 알겠지만, 아기를 키우는 데는 사랑 말고도 정말 많은 돈과 시간, 사람의 노동력이 필요하답니다.

아기는 혼자서 아무것도 못하기 때문에 그야말로 온 힘과 정신을 다해서 돌봐야 해요. 아기는 여러분의 사정을 봐주지도 않습니다.

십 대가 임신에 관해 생각해볼 것들

◆ 아기를 낳을 수 있고 기를 수 있을까?

◆ 부모님께는 어떻게 이야기해야 할까?

◆ 임신을 유지하고 아기를 낳을 때까지 우리의 관계가 유지될까?

◆ 아기를 낳기까지의 병원비를 어떻게 낼 수 있을까?

◆ 우윳값, 기저귓값, 병원비 등 육아에 필요한 경비를 만들 수 있을까?

◆ 공부를 하면서 아기를 잘 돌볼 수 있을까?

◆ 아기를 기르는 데 필요한 돈을 벌 수 있을까?

◆ 고등학교를 졸업할 수 있을까?

◆ 대학에 들어가고 졸업할 수 있을까?

◆ 인생의 목표(꿈)를 이룰 수 있을까?

◆ 아기를 기르며 공부해야 하는 나를 누가 도울 수 있을까?

◆ 낙태를 결심한다면 누구의 도움을 받아야 할까?

감기에 걸렸다든지, 코앞에 닥친 시험이라든지, 친구들과 떡볶이나 햄버거를 먹으러 가고 싶다든지 하는 것들 말이에요. 우리 사회에서 십 대에 임신을 하면 대개 학교를 그만두게 되더군요. 만약 학교를 다닐 수 있다고 해도 포기해야 할 게 많을 거예요.

그래서! 성관계를 하기 전에 이런 문제들을 충분히 생각해봐야 해요. 그러면 이성 친구와 어떻게 관계를 이끌어가야 할지에 대해서 더 잘 알게 될 거예요.

선택하기

임신을 했다면 사랑을 나눈 둘이 같이 책임을 져야 합니다. 둘 다 임신을 원치 않았어도 함께 한 행동에서 온 결과니까요. 여자는 아기 아빠를 계속 만나고 있다면 반드시 임신 사실을 알리고 같이 의논해야 합니다. 아기를 낳기로 결정했다면, 가능한 한 빨리 많은 것을 준비해야 하니까요.

남자의 경우, 둘이 아이를 낳지 않겠다고 결정했다면 여자가 무엇을 원하는지 물어보세요. 임신중절수술을 받기로 했다면 그날 동행해주기를 원하는지, 수술 이후에도 계속 만나기를 원하는지 등등 여자의 입장을 존중하면서 경청하고 지지하는 입장에 서야 합니다. 이때 나의 태도는 여자의 신체적 건강과 정서에 큰 영향을 미치고, 앞으로 여자가 교제를 계속할지 결정하는 데도 영향을 미칠 것입니다. 또한 여자가 교제를 그만두겠다고 마음을 먹었다고 하더라도 호감을 가지고 즐거운 시간을 함께 나누었던 사람에게 상처를 주면 될까요?

무엇보다 임신은 여자의 몸에서 일어나는 일이므로 여자가 결정권을 더 가져야 한다고 저는 생각합니다. 이건 굉장히 민감하고 중대한 일이니 둘이 충분히 대화를 나누어야 합니다. 당연히 아이의 아빠는 법적으로, 경제적으로 아기를 낳고 기르는 데 책임을 함께 져야 합니다. 누구의 지원을 받을지, 아이를 어떻게 돌볼지, 학교는 계속 다닐 건지 등을 함께 머리를 맞대고 논의해야 하고, 도움을 받을 수 있는 어른께도 부탁해야 할 거예요.

아기를 낳기로 했다면 출산할 때까지 산부인과 병원에서 규칙적으로 산전관리를 받아야 합니다. 그리고 담배와 술을 하지 말아야 하고, 의사의 허락 없이 아무 약이나 먹어서는 안 됩니다.

아기에게 해로운 일이 될지 모르는 나쁜 습관은 고쳐야 해요. 남들에게 임신한 것을 숨기려고 붕대나 몸매 교정용 속옷 등으로 배를 압박하는 경우도 자주 보는데, 이 행동은 아기에게 해롭습니다.

출산 예정일이 다가오면 출산에 대비해야 합니다. 태교나 육아 교실에 참여하고 육아에 대한 책을 구해 함께 읽어보는 것도 도움이 될 거예요. 혼자 긴 여행을 하는 것은 삼가는 것이 좋습니다. 예정일보다 일찍 출산하는 경우도 많고, 임신 중 건강관리가 제대로 되지 않았으면 조산은 더 빈번하게 일어납니다.

입양

임신중절수술은 원하지 않지만 아기를 기를 수 없을 때는 아이를 낳은 뒤 입양 보내는 방법을 선택할 수 있습니다. 아기를 남에게 보내겠다고 결심했더라도 아기의 평생 건강을 위해 임신기간에 산전관리를 잘해야 합니다. 아이를 입양하는 것은 대한사회복지회나 홀트아동복지회 같은 정부가 인정한 기관들의 도움을 받을 수 있습니다.

미국영화인 〈주노〉에서는 원치 않았던 임신을 한 여고생 주노가 아기를 유산하지 않고, 임신을 유지하면서 직접 입양가정을 찾는 장면을 보여주더군요. 아기를 사랑으로 잘 길러줄 가정을 찾기 위해 아버지와 함께 고군분투하던 주노의 모습이 참 안타까우면서도 그런 모습에서 진지한 책임감이 느껴져 감동을 받았던 기억이 있습니다. 하지만 주노처럼 직접 입양을 준비하긴 참 어렵습니다. 내가 기르지 못하니 사랑으로 잘 길러줄 따뜻한 부모님을 찾아주고 싶더라도 말입니다.

입양은 법적인 절차이므로 입양가족을 혹시 정했다고 하더라도 사회적, 경제적, 신체적, 정신적, 법적으로 아이를 입양해 기를 자격이 있는지를 사회복지사의 검증을 통해 확인해야 하고, 양부모 교육을 반드시 받아야 합니다. 아이 친아버지의 동의도 있어야 하고요. 입양에는 생모를 알리지 않는 폐쇄적인 방식과 생모가 양부모와 아이를 계속 만날 수 있는 개방적인 방식이 있지만, 국내에서는 대개 폐쇄적인 방식으로 입양을 하는 경우가 많습니다.

임신중지(낙태)

임신중지에 대해 많은 그리고 격렬한 정치적, 사회적인 논쟁이 있지만, 일단 임신중지를 해야 하는 당사자의 입장이 가장 중요하다고 생각합니다. 어린 청소년이 임신을 했다면 그가 과연 아기를 기를 수 있을지, 아니면 아기를 기르지 못해서 입양을 보내는 것이 그의 인생을 덜 불행하게 하는 방법인지 등을 고려해야 합니다. 이 문제는 저 역시 아직도 고민스럽습니다.

임신중지란 말 그대로 임신의 진행을 중지한다는 거죠. 대체로 임신 6~7주에 수술을 하거나 약을 먹지만, 임신을 확인하지 못했거나 다른 어려움이 있어서 늦은 주수에 수술을 하는 경우도 있습니다. 수술의 부작용이나 합병증의 우려는 임신기간이 길어질수록 높아집니다.

약을 사용하는 임신중지

일반적으로 임신중지 약은 임신 9주까지 사용할 수 있습니다. 임신중지 약은 대부분의 여자들에게 안전하지만, 알레르기 반응, 불완전 낙태, 감염, 출혈 등의 위험요소가 있는 것도 사실입니다. 임신중지 약을 복용하면 자연유산처럼 출혈과 통증이 1~2일 정도 나타납니다. 하지만 약을 복용하고 출혈이 있었더라도 완벽하게 임신중지가 되었는지, 여자의 건강상태는 괜찮은지 의사에게 꼭 확인해야 합니다.

수술을 통한 임신중지

보통 임신 9주 차나 그 이전에 수술을 시행합니다. 주수가 빠르면 수술에 걸리는 시간은 한 시간 내외이고, 당일에 퇴원할 수 있습니다. 마취 부작용이 있을 수 있고, 수술로 인한 자궁경부나 다른 기관의 부상, 심한 출혈 등의 위험이 있을 수 있습니다. 하지만 임신기간에 따라 수술 방법은 달라집니다.

임신중지는 여자에게 큰 상처를 남깁니다. 아주 드물게 걱정이던 임신 문제를 해결해서 후련하다는 사람도 있지만, 대체로 죄책감에서 오는 불안함, 우울감, 분노, 후회 등 여러 힘든 심리적인 증상을 느끼죠.

그 외에도 사람에 따라서는 임신중절수술 한 번으로 영원히 아기를 가질 수 없는 경우도 생깁니다. 그래서 성행위를 할 때 확실하게 피임을 하는 것이 필요한 겁니다. 무엇보다 안전한 병원에서 제대로 수련받은 의사에게 시술받아야 해요. 병원, 청소년상담기관이나 단체에 도움을 청하면 믿을 만한 의사를 소개해줄 거예요.

⇨ 도움을 받을 수 있는 청소년 지원 단체

탁틴내일	http://www.tacteen.net 02-338-7480
아하!서울시립청소년성문화센터	http://www.ahacenter.kr 02-2677-9220
청소년사이버상담센터	http://www.cyber1388.kr:447 1388(카톡플러스에서 #1388 친구맺기)
전국 청소년성문화센터	

영국드라마 〈오티스의 비밀상담소〉에서 남학생이(심지어 그는 여학생의 임신과 아무런 상관이 없는 친구였죠) 지자체가 운영하는 낙태시술병원에 혼자 낙태를 하러 가는 여학생과 동행해주고, 수술하고 휴식을 취한 뒤 여학생이 나오자 위로하기 위해 꽃다발을 선물하는 장면을 본 적이 있습니다. 그리고 여학생을 집까지 안전하게 데려다주더군요. 낙태를 선택한 친구의 힘든 마음을 조금이라도 위로하고 친구의 아픔을 나누려는 남학생의 따뜻한 마음이 느껴졌습니다.

임신중절수술 결정은 빠른 게 좋습니다. 빠른 것이 그 이후에 수술하는 것보다 좀 더 안전하고, 비용도 저렴하고, 여자의 육체

수술하기 전에 알아볼 것들

- 수술 방식과 수술부터 휴식시간까지 걸리는 시간을 의사에게 알아봅니다.
- 비용은 얼마나 드는지, 어떤 위험이 있는지도 알아봅니다.
- 수술할 때는 보호자가 필요합니다. 보호자로 동행할 사람이 없다면 청소년지원센터에서 도움을 받을 수 있을 거예요.
- 수술한 다음 병원에 다시 가야 하는지, 어떤 휴식이 필요한지 알아봅니다.

적, 심리적 부담도 상대적으로 적으니까요.

임신중절수술을 한 뒤에는 몸을 따뜻하게 하고, 무거운 것을 들거나 높은 곳에 있는 물건을 내리거나 하는 행동은 조심해야 합니다. 일주일 정도는 조용하고 안전한 곳에서 영양가 높은 음식을 충분히 먹고 잘 쉬어야 합니다.

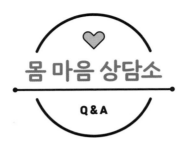

몸 마음 상담소

Q & A

 임신 몇 주 차인지 어떻게 알 수 있나요?

 산부인과에 가서 검진을 하면 금방 알려주겠지만 자신이 몇 주 차인지 알려면 지난달 월경을 한 첫날부터 계산하면 됩니다. 수정은 약 2주 후에 이루어지지만 계산은 지난달 월경 첫날부터 해야 합니다. 월경을 하지 않으면 이미 임신 4주~5주 차가 되었다고 할 수 있습니다. 월경을 하지 않은 걸 뒤늦게 알았다면 당연히 임신은 4주~5주 차보다 더 진행되었겠지요?

피임

임신을 원하지 않을 때

임신을 피하는 방법을 '피임'이라고 합니다. 청소년뿐만 아니라 임신을 원하지 않는 성인 역시 성관계를 할 때 꼭 해야 하는 것이죠. 피임과 관련해 하고 싶은 말은 피임 방법이 준비되지 않았다면 절대 성관계는 하지 말아야 한다는 거예요. '노콘노섹(콘돔이 없으면 섹스도 없다)' 아시죠? 이것이 반드시 사랑의 구호가 되어야 합니다.

섹스는 합의한 두 사람이 하는 것인 만큼 그에 대한 책임을 지는 피임도 둘이 같이 해야겠죠? 상대가 콘돔이나 피임약을 준비할 거라 생각하고 나 몰라라 하는 것은 무책임한 일입니다. 이런 생각도 해보세요. 피임을 준비하기 위해 편의점이나 약국에 가서 콘돔을 살 수 있나요? 병원에 가서 피임약을 처방받는 것은 어때요? 피임을 위해 스스로 할 수 있다고 생각하는 일을 실제로 하는 것은 생각보다 더 어려울 수도 있습니다.

저는 수업에서 학생에게 콘돔을 사 오는 숙제를 내주곤 하는데, 자신 있어 하던 학생들이 막상 다음 수업에서 콘돔을 산 경험을 털어놓는 것을 보면, 여전히 콘돔을 사는 일이 쉽지 않다는 것을 알 수 있습니다. 청소년뿐만 아니라 어른도 피임약을 사거나 파트너에게 요구하거나 앞에서 사용하는 것이 쑥스럽고 불편해서 피임을 포기하기도 합니다. 하지만 성관계를 할 때 정말 중요한 하나가 바로 확실하게 피임을 하는 거랍니다.

성관계를 하려고 할 때 피임 이야기를 꺼내는 것이 분위기를 깬다고 말한다든지, 한 번으로 임신이 될 리 없다고 자기 자신을 안심시킨다든지, 질외사정으로 임신이 안 되게 할 수 있다고 우긴다든지 하는 행동은 두 사람을 모두 위험에 빠뜨릴 수 있어요. 다행히 요즘엔 손쉽게 사용할 수 있는 다양한 피임 방법이 있고, 이것들은 각각 장단점이 있어요. 행복하고 건강한 성생활을 하려면 더 많이 성에 대해 알아야 하고 시간과 노력을 투자해야 해요. 그것은 충분히 노력할 만한 가치가 있습니다.

피임법

피임의 방법엔 여러 가지가 있어서 여러분이 성관계를 하기로 결정했다면 그중에서 자신에게 맞는 피임법을 선택할 수 있습니다. 물론 정확하게 사용할 수 있도록 방법을 잘 알아야겠죠? 남자들이 사용할 수 있는 방법은 3가지 정도 되고, 나머지는 모두 여자들이 할 수 있는 것들입니다. 임신이 여자의 몸에서 일어나는 것이라 피임 방법이 좀 더 다양하다고 할 수 있어요.

남자들의 피임법은 콘돔, 정관수술, 피임약 주사 및 복용이 있습니다. 여자들의 피임법은 기초체온법 등의 자연피임법과 함께 먹는 피임약, 페미돔, 난관수술, 질 살정제, IUD, 임플라논 등이 있습니다.

성관계는 두 사람의 사랑과 행복을 위해 하는 것인 만큼 원치 않는 임신을 막는 피임의 책임도 둘 모두에게 있습니다. 가장 효과적인 피임은 성관계를 안 하는 것이지만, 만약 성관계를 한다면 준비되지 않은 시기에 아기를 가지는 일은 피해야 하기 때문에 정확한 피임 방법을 알아둬야 해요.

1. 차단식 피임법

도구를 사용해서 정자와 난자가 만나지 못하게 하는 방법입니다.

콘돔

- 남성의 성기에 씌우는 남성용 콘돔
- 성관계 전에 착용함
- 편의점, 약국에서 구입 가능함
- 정확하게 사용하면 높은 효과를 볼 수 있음
- 가격이 쌈
- 성감이 낮아질 수 있음
- 성병 예방 효과도 기대할 수 있는 유일한 방법임

페미돔

- 여성의 질 안에 넣는 여성용 콘돔
- 성관계 전에 착용함
- 페미돔을 사용할 때는 콘돔을 함께 사용하면 안 됨
- 성병 예방 효과가 있음

다이어프램

- 질 안에 삽입하는 실리콘 컵 형태의 피임장치
- 의사의 도움이 필요함
- 성관계 전에 미리 끼워야 함
- 살정제와 함께 사용하면 80~95% 효과가 있음
- 성병 예방 효과가 없음

자궁경부 캡

- 자궁경부 위에 삽입하는 실리콘 캡 형태의 피임 장치
- 의사의 도움이 필요함
- 성관계 전에 미리 끼워야 함
- 살정제와 함께 사용하면 80~95% 효과가 있음
- 성병 예방 효과가 없음

피임용 스펀지

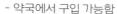
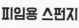

- 질 안에 삽입하는 스펀지 형태의 피임장치
- 약국에서 구입 가능함
- 성관계 전에 미리 끼워야 함
- 85~90% 효과가 있음
- 국내에서는 거의 사용하지 않음
- 성병 예방 효과가 없음

살정제

- 알약 형태로 성관계 10분 전까지 질 안에 삽입함 (질 안에서 녹음)
- 약국에서 구입 가능함
- 다른 방법과 보조용법으로 사용함
- 콘돔이나 다이어프램과 함께 사용 시 74~94% 효과가 있음
- 질내 염증이 생길 수 있음
- 성병 예방 효과가 없음

구리 IUD

- 자궁 안에 삽입하는 피임장치로 수정란 착상을 방해함
- 의사의 시술이 필요함
- 10년 정도 사용 가능함
- 비용이 비쌈
- 성병 예방 효과가 없음

2. 호르몬 피임법

호르몬제를 사용하여 배란을 억제하거나 자궁경부를 두껍게 하는 방법입니다. 호르몬 피임법은 성병 예방 효과가 없습니다. 담배를 피우는 사람은 혈전 등의 문제를 일으킬 수 있어서 사용하면 안 됩니다.

경구피임약

- 생리 주기 첫날부터 28일 동안 매일 같은 시간에 복용함
- 생리 주기를 규칙적으로 만들어줌
- 생리통 완화, 골다공증, 자궁내막암과 난소암 발병 가능성을 줄임
- 95~99.9% 효과가 있음
- 생리 주기 사이의 출혈, 두통, 체중증가, 유방통증, 우울증 등 부작용이 있을 수 있음
- 의사의 처방 없이 약국에서 구입 가능함

응급피임약

- 성관계 후 72시간 내에 두 번 복용함
- 호르몬 폭탄이라 부를 정도로 고농도의 호르몬 약으로 심한 두통, 유방통증, 구토 부작용이 있음
- 자주 먹으면 효과가 떨어짐

피임 패치

- 몸에 붙이는 패치로 호르몬이 분비됨
- 일주일에 하나 사용함

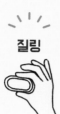

질링

- 신축력 있는 플라스틱 링을 질 속에 넣어두면 호르몬을 분비함
- 매달 교환해야 함
- 국내에선 구하기 어려움

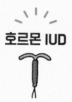

호르몬 IUD

- 자궁 안에 삽입하는 피임장치로 호르몬을 분비하여 수정란 착상을 방해함
- 의사의 시술이 필요함
- 5년 정도 사용 가능함
- 비용이 비쌈

임플라논

- 팔 안쪽 피부 밑에 호르몬 봉을 넣음
- 의사의 시술이 필요함
- 3년 정도 사용 가능함
- 99% 효과가 있음
- 비용이 비쌈

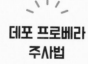

데포 프로베라 주사법

- 3개월 간격으로 맞는 피임주사임
- 번거로움이 적고 피임 효과가 높음
- 정상 배란으로 회복하는 데 18개월까지 걸릴 수 있음
- 99.9% 효과가 있음

3. 기타 방법

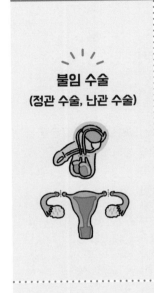

불임 수술
(정관 수술, 난관 수술)

- 정관 수술은 정관을 자르거나 막아서 정자가 배출되지 않도록 하는 영구피임법
- 난관 수술은 난관을 막아서 난자가 자궁으로 나올 수 없게 하는 영구피임법
- 아기를 낳고 아이를 더 낳을 마음이 없을 때 최후에 할 수 있는 방법으로, 십 대 청소년이나 미혼, 출산계획은 있지만 아기를 아직 낳지 않은 부부가 선택할 수 있는 피임법은 결코 아님
- 복원이 완전히 불가능하지는 않지만, 복원에 성공해도 아기를 가질 확률은 아주 낮음
- 흔히 정관 수술을 하면 정액이 줄어든다는 말도 있는데, 이는 잘못 알려진 내용임

금욕

가장 확실한 피임 방법!

확실한 이중피임, 콘돔과 피임약을 함께 쓰기

콘돔은 사용법이 간단할 뿐 아니라 청소년 구입 금지 물품이 아니기 때문에 편의점이나 약국 등에서 쉽게 살 수 있습니다. 콘돔은 일단 발기하자마자 사용해야 하는데, 정확하게 사용하면 피임

효과가 꽤 높을 뿐 아니라 성병 예방 효과도 있어서 권장할 만해요. 라텍스 재질의 콘돔을 사용할 때는 절대로 유성 윤활제, 바셀린이나 베이비오일, 로션, 수분크림, 마사지 오일, 마요네즈, 식용오일 같은 기름기 있는 윤활제를 쓰면 안 돼요. 라텍스 재질의 콘돔은 기름 성분의 물질에 의해 녹거나 약해져서 찢어지기 쉽기 때문이에요. 그리고 콘돔의 유통기한과 사이즈를 확인해야 합니다.

콘돔은 고무 재질이 많기 때문에 기온이 너무 높거나 낮은 곳에 보관하면 안 되고, 바지 뒷주머니에 자주 넣는 지갑 안에 보관하는 것도 좋은 방법이 아닙니다. 사용한 콘돔은 절대 재활용하면 안 됩니다. 피임약을 함께 복용하면 훨씬 안전합니다.

콘돔 사용법은 꼭 숙지해야 해요. 먼저 포장지를 잘 뜯어 콘돔이 손상되지 않도록 꺼내고, 콘돔이 말려 있는 방향을 확인합니다. 그런 다음 콘돔의 말단부 정액받이 부분은 비틀어 공기가 들어가지 않게 한 후, 음경 귀두에 대고 끝까지 밀어 씌워요. 사용 후에는 바로 콘돔 끝을 잘 잡고 안전하게 꺼냅니다. 사용한 콘돔은 휴지에 잘 싸서 휴지통에 버리고(콘돔은 녹지 않아요!) 절대 재활용하지 않아요.

상대와 콘돔 없이 섹스를 하고 싶다면 둘 다 성병 검사를 하고 다른 피임법을 이용하면 됩니다. 그러나 100퍼센트 예방할 수 있는 것은 아니지만 성병 예방 효과가 있는 피임 도구는 콘돔과 페미돔이 유일합니다. 어떤 피임법을 이용할 것인가에 대해 서로 상

콘돔 사용법

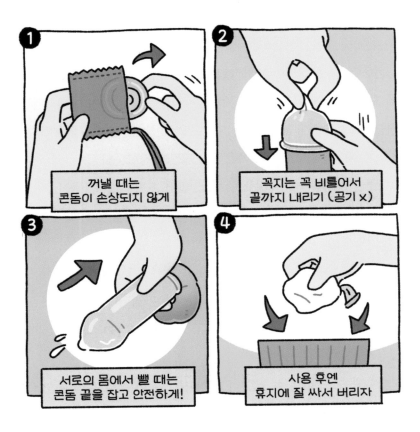

1. 꺼낼 때는 콘돔이 손상되지 않게
2. 꼭지는 꼭 비틀어서 끝까지 내리기 (공기 ×)
3. 서로의 몸에서 뺄 때는 콘돔 끝을 잡고 안전하게!
4. 사용 후엔 휴지에 잘 싸서 버리자

의하고 전문가의 도움을 받는 것이 가장 이상적인 방법일 거예요.

다시 말하지만, 피임은 누구 한 사람의 책임이 아니에요. 피임을 함께 함으로써 두 사람의 행동을 같이 책임지는 것이죠. 사랑하기 때문에 함께 한 일로 누구도 상처받으면 안 되잖아요? 성적으로 많이 흥분해서 혹은 술에 취해서 성행위를 하려고 하면 피임을 챙기지 않는 경우가 더 많은데, 스스로 엄격한 규칙을 만들어 지켜야 합니다. 사랑의 행위에 책임을 지는 태도가 섹스의 과정과 그 이후의 관계를 더 안전하게 만들어준다는 걸 잊지 마세요.

권장하지 않는 피임법

청소년에게 권하지 않는 이 피임법들은 피임의 효과가 낮고 성병을 전혀 막지 못합니다.

월경주기법

월경주기 중 배란일이 포함된 가임기(임신이 가능한 기간, 다음 월경 예정일에서 거꾸로 세어 12~19일이 되는 그 일주일)를 피해 섹스를 하는 방법입니다. 하지만 정자는 여자 몸속에서 보통 3일 정도까지도 생존할 수 있고, 누구도 자신의 배란일을 정확하게 알 수 없어 실패율이 높은 피임법입니다. 여자의 배란기는 365일이라는 말이 있을 정도로 돌발 배란, 불규칙한 월경주기 탓에

변수가 있을 수 있기 때문에 피임 효과를 장담할 수 없답니다.

질외사정법

성교 중단법이라고도 하는 이 방법은 남자가 사정 직전에 성기를 여자의 질에서 빼서 밖에 사정하는 것을 말합니다. 하지만 삽입이 되었다면 사정하지 않았더라도 요도구에 미리 나와 있던 정자와 함께 나온 쿠퍼샘 분비물 때문에 임신할 수 있어서 결코 안전한 피임방법이 아닙니다. 또 남자가 의도와 달리 제때에 빼지 못해 실패하는 경우가 많습니다.

피임에 대한 오해

응급피임약을 보통 사후피임약이라고 하더라고요. 그런데 이 응급피임약을 사용한다는 것은 결국 사전에 피임을 하지 않았다는 이야기입니다. 이 응급피임약을 여자 친구에게 마치 배려하는 것처럼 처방받아다 주는 남자들도 있다고 하니 놀랄 일입니다. 응급이란 단어가 의미하듯이 응급피임약은 평상시에 사용해야 할 피임법이 아닙니다. 그건 그야말로 성폭행, 가임기에 한 성관계, 콘돔을 사용했으나 찢어지거나 실수해서 피임을 실패한 경우 임신을 피하기 위해 급하게 먹는 약이랍니다.

응급피임약은 매일 먹는 피임약 15알 정도를 한꺼번에 먹는 고

농도 호르몬제라서, 유방 통증이나 구토, 복통 등 심각한 부작용을 가져올 수 있으니 주의해야 해요. 게다가 응급피임약은 자주 먹으면 그 효과가 현저히 떨어진다고 하니 잦은 복용은 더욱 피하는 게 좋습니다.

성병 예방하기

성병STD: Sexually Transmitted Disease이란 성적인 접촉이나 섹스를 통해 걸리는 병이죠. 바이러스, 세균, 기생충 등의 병원체가 성적인 접촉을 통해 감염되는 거예요. 성적인 접촉으로 걸리는 질환에는 사면발이와 같이 음모에 생기는 기생충도 있고, 바이러스나 박테리아균에 의해 감염되는 헤르페스, B형 간염, 임질, 매독, 연성하감, 클라미디아, HPV(인유두종 바이러스), AIDS 등이 있습니다.

성병 예방 차원에서 본다면, 완벽하게 안전한 섹스란 섹스를 하지 않는 것과 자위행위뿐입니다. 남과 섹스를 한다는 건 어떤 형태로든 위험요소가 있는 거니까요. 성병에 걸리는 사람의 3분의 2가 주로 젊은이들인데, 아무래도 성행동이 활발한 나이라서 그럴 거예요.

특히 여자는 생리적인 차이 때문에 성병에 감염되면 남자보다 더 심각해지는 경우가 많아요. 또 성행동을 일찍 시작하고, 많이 하는 사람일수록 성병에 감염될 확률이 높은데, 섹스를 하려고 마음먹었다면 성병의 감염 위험성을 최소화할 방법을 마련해야 하겠지요.

성병은 정액과 질액을 통해서만 전염되는 것이 아니에요. 성병 대부분은 성병에 이미 감염된 사람과 성적인 접촉을 통해 전염되는 거라서 정액, 질액, 젖, 피, 침 같은 체액뿐만 아니라 피부접촉으로도 전염됩니다. 그래서 콘돔을 사용해도 헤르페스나 성기사마귀 등의 전염을 100퍼센트 막지 못합니다. 콘돔으로 성기 전부를 완벽하게 가려줄 수 없으니까요. 그럼에도 성병 예방에는 콘돔이 그나마 제일 유용하죠.

여러 명과 성행위를 하거나, 충분히 알지 못하는 상대와 섹스를 하면서 콘돔을 사용하지 않으면 감염의 확률이 더 높아지겠죠. 더구나 섹스를 하기 전에 술과 담배, 혹은 마약을 한다면 더더욱 그렇고요. 아무래도 더 위험한 행동을 하기 쉬우니까요.

만약 자신이 성병에 걸렸다면 파트너에게 말하고 함께 치료를 받아야 하며 꼭 완치를 확인해야 합니다. 혼자만 치료를 받으면 다시 옮을 수 있거든요. 특히 여자는 성병의 증세가 잘 나타나지 않는 경우도 많습니다. 또한 완치되지 않는 성병도 있고 목숨을 위협하는 경우도 있기 때문에 성병에 감염될 기회를 가능한 한 차단하는 게 가장 중요합니다.

성병의 종류

임질

임질은 성병 중 발생 빈도가 높은 질병으로, 세균에 의한 감염병이에요. 질이나 항문, 오랄 섹스를 통해 감염되는데, 증상이 없는 경우도 꽤 있기 때문에 임질에 걸린 남자나 여자는 자신이 걸린 줄도 모르고 다른 이에게 감염시킬 수 있어요. 특히 여자는 80퍼센트나 감염 증상이 나타나지 않는다고 하니 더 걱정이죠.

임질에 걸리면 남자는 비린내가 나는 끈적한 분비물이 음경에서 나오고, 소변을 볼 때 타는 듯한 통증을 느낍니다. 여자의 경우는 증상이 드물지만, 평소와 다른 색의 질 분비물이 나오기도 하고 월경주기 중간에 하혈을 하는 경우도 있습니다. 콘돔이나 보호막이 없이 하는 구강섹스 후에 목이 따끔거리거나 아플 수 있어요.

요즘엔 임질에 대한 좋은 항생제들이 많이 개발되어 사용되고 있지만, 중요한 점은 상태가 좋아져도 의사에게 완치 판정을 받을 때까지 처방받은 약을 다 복용하는 것입니다. 제대로 치료되지 않으면 골반염이나 불임을 초래할 수 있어요.

매독

매독은 세균성 성병으로, 오랄섹스, 항문섹스, 삽입섹스 같은 직접적인 성행위로 주로 걸리지만 매독에 걸린 엄마가 제왕절개가 아닌 자연 분만을 할 때 아기가 감염될 수도 있어요. 매독은 역사가 아주 오래된 성병이라 유명한 사람들이 많이 걸려 죽음을 맞이했죠. 하지만 빨리 발견하면 완치가 가능합니다.

1기에는 접촉 부위에 궤양이 발생해요. 상처는 짓물렀다 마르고 아물게 되죠. 짓무르고 진물이 흐를 때가 가장 전염성이 높아요. 치료하지 않으면 세균이 살아남아 발진, 발열, 두통을 일으켜요. 이런 증상이 저절로 없어지면 잠복기로 접어들고 환자는 보균자가 되죠. 마지막 3기가 되면 정신, 심장, 뼈, 장기까지 손상되는 무서운 성병이에요. 매독을 예방하려면 금욕하거나, 안전한 대상 한 명과만 성관계를 하고, 콘돔 사용하기를 잊지 않아야 해요.

클라미디아

클라미디아는 요즘 성생활을 하는 젊은 여자에게 가장 많이 나타나는 세균성 성병이에요. 클라미디아가 무서운 이유는 증상이 없는 경우가 많기 때문이에요. 그래서 자신이 걸린 줄도 모르고 있다가 다른 이에게 감염시키거나, 클라미디아로 인해 고통을 받죠. 클라미디아에 걸리면 질 분비물이 많아지고 자주 소변이 마려우며, 소변을 볼 때 타는 듯한 느낌을 받게 돼요. 성교 후에 피가 나기도 하고요.

하지만 클라미디아는 항생제 처방으로 치료할 수 있어요. 클라미디아를 치료하지 않으면 HIV를 비롯한 다른 성병의 감염률이 높아질 수 있으니, 성생활을 하고 있다면 의사에게 클라미디아 검사를 요청하는 것이 좋아요. 치료하지 않으면 골반염을 일으킬 수 있고, 남녀 모두 불임이 될 수도 있습니다. 또한 남자에게 관절염이 생길 수도 있어요.

헤르페스(허피스)

헤르페스는 바이러스에 의해 감염되는 병으로, 이것에 감염되면 평생 헤르페스 바이러스를 가지고 살아야 해요. 헤르페스는 입이나 입가에 감염되거나(1형) 성기에 감염돼요(2형). 예전엔 이 두 가지가 교차 감염이 되지 않는다고 했는데, 최근에 피부가 헐거나 진물이 나는 등의 증세가 없어도 감염 및 교차감염이 될 수 있다는 연구 결과도 나왔으니 더더욱 주의해야 해요.

헤르페스 바이러스는 접촉, 키스, 섹스, 항문섹스, 오랄섹스 등의 방법으로 감염될 수 있습니다. 많은 사람이 감염되지만 자기가 감염된 걸 모르는 사람도 많습니다. 피곤해서 생기는 물집이라고 대수롭지 않게 넘기기도 하지만 한번 걸리면 완치되지 않은 채 평생 가는 질환입니다. 그러니 잘 모르는 사람과의 성관계나 접촉은 더욱 조심해야 하겠지요?

헤르페스는 완치되지는 못하지만 증상이 나타날 때 연고나

항바이러스 제제로 증상을 완화하는 방법이 있고, 잘 먹고 잘 자면서 면역력이 떨어지지 않게 관리해서 재발의 횟수를 줄일 수 있습니다. 환부를 만진 손으로 눈이나 얼굴을 만지면 안 됩니다. 헤르페스가 눈으로 전이되면 실명할 수도 있습니다.

한편 성기 헤르페스가 있는 임산부가 질 분만을 하면 아기에게도 심각한 결과를 초래할 수 있기 때문에 이때는 제왕절개로 출산해야 합니다. 따라서 자신이 헤르페스가 있다면 산부인과 의사에게 미리 알려주는 것이 좋습니다.

HPV

HPV(인간 파필로마 바이러스)는 바이러스에 의해 감염되는 매우 흔한 성병이지만 무척 위험하기도 합니다. 이 인유두종 바이러스가 자궁경부, 음경, 질에 암을 유발하기 때문이에요. 또한 성기에 콜리플라워 같은 사마귀(곤지름)를 생기게 하기도 하고요. 통증은 거의 없지만, 간혹 가려움을 동반한 사마귀가 생식기의 안팎으로 발병합니다.

콘돔이나 페미돔이 전염 위험성을 줄이는 데 도움은 되지만, 피부를 통해 전염되므로 완전히 막지는 못하고, 감염되었다고 해도 모르고 지내는 경우가 많습니다. 성기 사마귀로 진단되면 동결 치료를 하거나 전기나 레이저로 태우거나 외과적 절제를 합니다. 발라서 치료하는 약도 있지만, HPV는 재발률이 높다고 해요.

여자들에게는 특히 자궁경부암의 원인이 되기도 하기 때문에 요즘은 어린 나이에 HPV 백신*을 맞아 예방하기도 해요. 예방 백신은 성관계를 하기 전에 맞는 것이 가장 좋지만, 최근에는 성관계를 하고 있더라도 백신을 맞는 것이 발병 위험을 낮춘다는 연구결과가 발표되기도 했어요. 여자뿐 아니라 남자도요.

HPV 백신

백신을 미리 접종하면 면역력을 갖게 되는 질환이 바로 HPV입니다. 암 예방 백신으로는 HPV 백신이 유일하지요. 인유두종 바이러스는 질, 항문, 입 등 모든 경로를 통해서 전염이 가능하므로 남녀 모두 접종하기를 권합니다.

우리나라에서는 만 12세 이전의 여자청소년에게 무료 접종을 지원하고, 2022년부터 만 13~17세 여성청소년 및 만 18~26세 저소득층 여성들에게도 무료로 백신접종을 해주고 있습니다. 백신접종은 가다실과 서바릭스 백신 중 하나를 선택해 6개월 간격으로 2회 접종하면 됩니다. 부작용을 걱정하는 이들도 있지만 부작용 확률이 아주 낮고, 예방백신을 맞은 후의 이점이 더 많습니다.

바이러스성 간염

A형 간염, B형 간염, C형 간염도 성병이라고 할 수 있어요. 이 중 B형 간염이 가장 많다고 하는데, 침을 포함한 감염자의 모든 체액을 통해 전염돼요. 이런 간염에 걸리지 않으려면 화장실에서 용변을 본 뒤 꼭 손을 씻고, 감염자와의 성관계를 피하고, 주사바늘, 손톱깎이, 칫솔, 면도기 등을 같이 사용하지 않고, 깨끗하지 않은 기구로 피어싱이나 문신을 하지 않고, 확인되지 않은 혈액으로 절대 수혈하지 않아야 해요.

아무런 증상이 없는 경우도 많고, 발진, 황달, 피로감, 멀미, 전신 근육통이 있기도 해요. 3회 접종하는 예방백신이 있습니다. 면역 글로불린 주사를 맞아서 면역체계를 강화하는 것이 도움이 된다고 해요. 푹 쉬고, 잘 먹고, 술을 마시지 않고, 의사의 관리를 받으면 극복할 수 있습니다. 하지만 만성병이고 재발의 위험이 있어서 치료나 관리를 하지 않고 방치하면 간이 손상되거나, 죽음에 이를 수도 있어요.

HIV / AIDS

에이즈AIDS라고 부르는 후천성 면역 결핍증은 HIV로 인해 걸리는 병입니다. 꼭 감염자와 성적 접촉을 하지 않아도 감염자의 피를 수혈받거나, 감염된 엄마에게서 태어나거나, 감염된 엄마의 젖을 먹거나, 감염자가 사용한 주삿바늘이나 면도기 등을 사용했을 때도 감염될 수 있기 때문에 사실 성병이라고 부르기엔 좀 문제가 있어요. 하지만 감염자와 콘돔 없이 한 섹스 때문에 감염이 되는 경우가 가장 많기 때문에 성병으로 분류하죠.

많은 사람이 걱정하는 것처럼 침, 땀, 눈물, 구토물 등은 감염될 만큼 충분한 바이러스를 포함하고 있지 않기 때문에 에이즈 감염자와 포옹 또는 악수를 하고, 변기나 목욕탕을 같이 쓰는 일상적인 접촉으로는 에이즈에 감염되지 않아요.

에이즈에 걸리면 몸의 면역력이 현저히 떨어지기 시작해서 결국 다른 질병에 걸리기 쉽고, 면역력이 없어지니 병에 걸리면 회복이 잘 되지 않아서 죽음에 이를 수 있어요. 다행히 요즘은 에이즈에 효과적인 약과 치료법이 많이 개발되어서, 잘만 관리하면 자기 수명만큼 사는 사람도 있다고 합니다. 에이즈는 생명을 위협하는 병이지만 예방이 가능합니다. 바로 안전한 섹스를 생활화하는 거죠. 콘돔과 살정제를 함께 사용한다면 좀 더 안전하게 자기를 지킬 수 있답니다.

결국 안전한 성관계란, 위험한 성적 상황에 자기를 밀어 넣지 않는 것이죠. 일단 성병에 걸리면 다른 성병에도 감염될 위험이 더 높아집니다. 자신의 성생활 방식을 바꾸지 않는 한 말이에요. 결국 그 사람이 어떤 사람인지 잘 아는 사람과 성교를 하고, 성병과 원치 않는 임신을 예방하기 위해 꼭 콘돔을 사용하고, 자기에게 맞는 피임을 하는 것이 중요해요.

위험한 성행위? 안전한 섹스!

성행위의 위험도

성행위마다 위험의 정도는 다릅니다. 상대적으로 자위행위나 포옹, 드라이섹스(옷을 입은 채로 하는 섹스), 마사지 등은 위험도가 낮습니다.

- ◆ 위험도가 낮은 성행위: 프렌치 키스, 상호 자위

- ◆ 위험도가 높은 성행위: 서로에 대한 오랄섹스

- ◆ 위험도가 매우 높은 성행위: 성기 삽입섹스, 항문섹스

안전한 섹스란?

- ◆ 자신과 상대의 성 경력을 잘 알아요.

- ◆ 성생활을 한다면 매년 성병 검진을 받아요.

- ◆ 여러 형태의 성생활에 있는 상대적인 위험요소를 잘 알아요.

- ◆ 각 성병의 전파 통로를 잘 알고, 콘돔 등의 성병 예방 도구를 사용해요.

- ◆ 술에 취하지 않아요.

- ◆ 위험한 성행동을 하지 않아요.

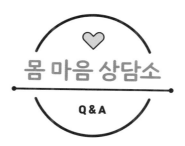

몸 마음 상담소

Q&A

Q 남자 친구가 섹스를 할 때 처음에는 콘돔을 사용하는데, 중간에 '느낌이 나쁘다'라며 빼버릴 때가 있어요. 저는 임신이 될까 봐 걱정되지만, 남자 친구의 기분을 상하게 하는 게 싫어서 그냥 하곤 합니다. 어떻게 해야 할까요?

A 남자 친구의 행동이 너무 위험하고, 배려가 없군요. 콘돔 사용은 여자 친구만이 아니라 자신도 보호하는 건데, 잘 모르는 걸까요? 이에 대해 남자 친구와 진지하게 이야기하고, 남자 친구에게 다짐도 받으면 좋겠네요. 그리고 만약 또다시 그렇게 한다면 두 번 다시 섹스는 없다고 단호하게 말해주세요. 섹스는 둘이 좋으려고 하는 것인데, 그 행동으로 한 사람이 불안하고 화가 나고 거기서 더 나아가 위험에 빠지게 한다면 더는 하지 않는 게 옳겠죠?

남자 친구가 계속 그런 행동을 한다면 그 친구와 계속 만나야 하는지도 고려해봐야 할 상황이네요.

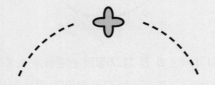

내 몸은 내가 존중하고 건강하게 가꾸어서
앞으로 가치 있게 살아야 할 책임이 있어요.
이 지구상에 하나밖에 없는 나를
누가 대신할 수 있을까요?

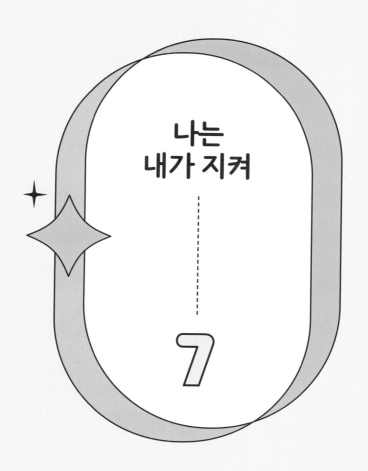

나는
내가 지켜

7

또래 압력

친구만 있으면 되거든요?

"지금 가장 소중한 사람이 누구냐"라는 질문을 받으면, 아마 제일 친한 친구가 떠오를 거예요. 청소년기에는 부모님이나 형제가 자신을 간섭하고 귀찮게 하는 존재라는 생각이 들기도 하죠.

청소년기에 가장 영향을 많이 미치는 건 분명히 친구인 것 같아요. 그래서 서양의 유명한 성장소설인《데미안》이나《수레바퀴 밑에서》,《홍당무》,《에이드리언 몰의 비밀일기》 등을 읽다 보면 부모에게는 신랄한 비판의 눈을 들이대지만, 멋져 보이는 친구들에게는 아주 많은 영향을 받는 것을 알 수 있어요. 그래서 좋은 친구를 사귀는 것이 제일 바람직하지만 그게 그리 쉬운 일은 아니죠.

일단 강하고 거칠고 반항적인 친구가 멋져 보일 테니까요. 함께 놀면 지루하지 않고 재미있거든요. 사람들은 어쨌거나 서로 영향을 주고 받으며 배우고, 서로 사랑하며 사는 존재이기 때문에 주변에 어떤 사람을 두는가는 매우 중요한 문제입니다.

친구들이 부추기는 것 중에 주의해야 할 것은 '술, 담배 그리고 섹스'죠. 이런 것들을 남들보다 먼저 경험하면 왠지 좀 우쭐해지면서도 약간 불안하잖아요? 그래서 청소년기에는 친구들을 끌어들여 동조자를 만들고 싶어 하는 것 같아요. 혹시라도 친구들 중에 술이나 담배, 섹스를 부추기면서 자신은 해봤다며 "어린 네가

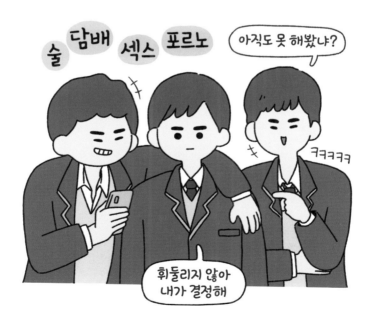

뭘 알아?", "그것도 아직 못해 봤냐?"라며 무시하는 친구가 있더라도, 그 부추김에 넘어가지 않고 의연하게 대처하면 좋겠어요. 나중에 분명히 후회하게 될 거거든요. 원래 좋지 않은 일은 혼자 하기 두렵기 때문에 누군가와 함께 해서 불안감을 나누고 싶은 법이죠.

물론 사랑해서 하는 섹스는 분명 나쁜 일이 아니지만, 적어도 자신과 자신의 파트너가 충분히 준비된 때에 해야 후회하거나 그로 인해 상처를 받는 것을 피할 수 있어요. 좋은 친구라면 술이나 담배를 비롯해 사회에서 청소년에게 금지하는 일을 친구에게 권하진 않을 거라 생각해요. 또한 영웅처럼 보이는 친구의 말이라 하더라도 나 스스로 중심을 잡지 않으면 휩쓸릴 수밖에 없겠죠.

내 몸은 내가 존중하고 건강하게 가꾸어서 앞으로 가치 있게 살아야 할 책임이 있어요. 나는 정말 소중한 존재예요. 이 지구상에 하나밖에 없는 나를 누가 대신할 수 있을까요?

술, 우린 왜 안 될까?

술은 예전부터 약으로 사용되기도 하고, 사교에서 빠질 수 없는 역할을 하기도 했습니다. 역사상 어느 민족이든 술을 마시지 않는 이들은 없다 해도 과언이 아닐 정도로 오랫동안 사람들은 술을 빚고 마셔왔어요. 그리스 로마 신화에는 '바커스'라는 술의 신이 있을 정도니까 말 다 했지요. 특히 우리나라는 술 마시는 것에 무척 관대한 나라이기도 해요. 과음을 해도 그러려니 하고, 술에 취해서 한 행동이나 말은 어느 정도 이해하고 넘어가야 한다는 사회적 분위기가 있죠. 하지만 술 때문에 다른 사람에게 피해를 주거나 다른 사람을 위험하게 하는 것은 그 어떤 이유로도 용납해선 안 된다고 생각해요.

어쨌든 우리나라의 이런 사회 분위기 때문에 청소년들에게도 술이 친근하게 느껴질지도 모르겠어요. 하지만 한창 성장하는 시기에 술을 마시는 것은 건강과 성장에 여러모로 도움이 되지 않아요. 또한 술을 마시면 정신적으로도 자제력이 떨어져서 취했을 때는 평상시처럼 자신을 지킬 수 없다는 것을 알아야 해요. 이것은 참 위험한 일이죠.

술이란 일종의 흥분제라서 조금 마시면 용기가 생기고, 좀 뻔뻔해지고, 유쾌해지는 장점이 있어요. 하지만 마취되는 작용도 있어서 많이 마셨을 때는 현실 감각과 판단력과 같은 이성을 잃게 될 뿐만 아니라, 자기 몸을 마음대로 움직이기 어렵게 됩니다. 심지어는 자기가 술에 취해서 했던 말이나 행동을 기억하지 못하는 경우도 있어요. 이렇게 되면 여러 가지 위험에 처하게 되겠죠.

술을 마시면 상황 판단이 정확히 되지 않기 때문에 누군가와 쉽게 싸움을 하기도 하고, 성적인 유혹에도 쉽게 빠지기도 하니 정말 조심해야 해요. 친구를 잃는 것은 물론이고, 다치거나 목숨을 잃을 수도 있어요.

여러분이 여자라면 상황은 더욱 나빠져요. 여자는 한 달에 한 번 호르몬의 변화를 겪는 월경 즈음에 술을 마시거나, 혹은 감기약 같은 약을 먹고 술을 마시면 평소보다 아주 적은 양으로도 정신을 잃게 될 수 있어요. 그러면 자기도 모르게 범죄의 피해자가 될 수도 있겠지요?

청소년기에 술을 마시는 것은 어른이 되어 술을 마시는 것보다 더 나쁜 결과를 초래해요. 그렇기 때문에 어느 나라나 보호 차원에서 청소년은 술을 마시지 못하게 하는 법이 있고 무척 엄하게 다스립니다.

호주 같은 나라에서는 술병이 보이게 들고 다니는 것도 위법이랍니다. 만약 청소년에게 술을 팔거나 마시게 하면 그 사람은 엄한 법적 처벌을 받게 됩니다. 그러나 요즘 우리나라에서는 너무나 많은 청소년이 술을 마시고 있어서 걱정입니다. 물론 청소년기에는 왠지 사회가 규제하는 것을 어기고 싶은 마음이 들기는 하지만, 그 마음을 잘 통제해야 청소년기를 건강하게 보낼 수 있을 거예요.

게다가 청소년인 여러분들은 술을 많이 마시는 것이 무슨 자랑인 양 서로를 부추기기도 하잖아요. 술은 그렇게 마시는 것이 아니에요. 유쾌하게 담소를 나누면서 즐길 수 있게 해주는 것이 술의 좋은 점이에요. 그러려면 많이 마셔서 취하는 것이 아니라 기분 좋을 만큼만 적당히 마셔야 합니다.

특히 화가 나거나 슬플 때 술을 마시는 건 자신을 위험에 빠뜨릴 수 있어요. 술을 마시면 감정이 증폭되거든요. 그래서 술은 기분이 좋을 때가 아니면 마시지 않는 것이 좋아요. 화가 나거나 슬퍼서, 뭔가 하고 싶은데 용기를 내기가 어려워서, 혹은 친구들이 부추겨서 술의 힘을 빌린다면 실수를 할 수도 있고, 점점 술에 의존하게 되어 이전의 자신으로 돌아가기가 어려워질 거예요.

무슨 일을 결정할 때 그게 자신의 인생에 긍정적인 영향을 미치는지 생각할 수 있다면, 훨씬 나은 결정을 할 수 있을 거예요. 뭔가 찜찜할 때는 멈춰서 잠시라도 숨을 고르는 거죠. 자신의 감정, 즉 직감은 꽤 정확하답니다. 나의 느낌을 믿으세요!

한번 해보는 건데 뭐 어때?

마약에 관해 들어본 적 있나요? 마약은 섭취했을 때 우리의 몸과 마음에 심각한 영향을 끼칠 수 있는 환각성 약물들을 말합니다. 펜타닐, 디에타민, 대마초, 헤로인, 코카인, 필로폰, 프로포폴, 졸피뎀 같은 것들입니다. 마약은 구입하는 것, 복용하는 것, 권하거나 판매하는 것 등 관련된 모든 행위가 범죄입니다.

최근 '마약 청정국'이라 불리던 우리나라에서도 마약 범죄가 증가하고 있습니다. 특히 청소년들의 마약 복용 사례가 급증해서 모두 걱정하고 있어요. 요즘 마약의 판매나 광고가 청소년들이 익숙하게 사용하는 SNS나 웹사이트에 많이 노출되고 있어서 청소년들이 쉽게 마약을 접할 수 있기 때문이에요.

우리는 음식이나 섹스, 사랑, 담배, 술, 도박, 심지어 모험에도 중독될 수 있답니다. 중독이란 사용자에게 해로운 결과를 일으키는데도 불구하고 육체적으로 정신적으로 의존하게 되어 자꾸 하게 되는 것을 말합니다.

사람들이 마약에 빠져드는 이유는 한번 해보면 어떨까 하는 호기심과 약 기운으로 몽롱함을 느껴봤던 기억 때문에, 성적, 경쟁, 친구관계 등 나를 힘들게 하는 것에서 벗어나기 위해, 또 친구들이 하니까 따라 하는 경우가 많습니다. 타인에 의해 자신도 모르게 중독되는 경우도 있어서 모르는 사람이 주는 뚜껑이 열린 음료나 사탕은 절대로 먹지 말아야 해요.

그런데 이런 마약류는 단 한 번도 시도하지 말아야 해요. 약물의 화약 작용을 이길 정신력은 결코 없을 정도로 강력하고, 딱 한 번의 사용으로도 바로 중독됩니다. 중독에서 벗어나려면 극도로 어려운 과정을 거쳐야 하죠. 약물을 끊어도 갈망(다시 하고 싶다는 간절한 충동)의 상태가 와서, 마치 소변이 급한데 못 가는 상태처럼 절박하고 무력해지게 됩니다.

청소년 시기뿐 아니라 인생의 어느 시기에서도 마약은 절대, 결코 안 됩니다. 쉽게 생각하고 시도한 그 한 번이 여러분의 일상과 나아가 삶을 완전히 파괴할 수도 있습니다.

마약 중독

마약에 중독되기 쉬운 유형

◆ 부모 중에 약물중독자가 있는 경우

◆ 육체적, 정신적, 성적 학대 경험이 있는 경우

◆ 우울증이 있는 경우

중독의 징후를 보여주는 증상들

* 아래 항목에서 두 개 이상 해당되면 전문가의 도움을 받아야 합니다.

◆ 일주일에 두 번 이상 한다.

◆ 별생각 없이 습관적으로 한다.

◆ 점점 용량이나 횟수가 늘어난다.

◆ 혼자서도 한다.

◆ 누군가와 어울리기 위함이 아니라 약에 취한 상태를 즐기려고 한다.

◆ 이 행동으로 일상에 지장을 받는다.

담배 피우면 멋있어 보이겠지?

호오! 정말 그렇게 생각한다는 거예요? 담배가 건강에 해롭다는 것은 이미 공공연한 사실이잖아요. 그래서 많은 나라에서 담배 포장지에 흡연으로 인해 일어날 수 있는 끔찍한 모습들을 광고하면서 담배의 해악을 강조하고 있어요.

요즘 보건학자들이 우려하는 점은 성인의 흡연율은 낮아지는데, 반대로 청소년의 흡연율은 높아지고 있다는 거랍니다. 담배를 피우는 것이 성숙해 보이고 멋있어 보인다는 잘못된 생각과 흡연에 익숙해지면 끊기 어려운 중독성, 청소년을 대상으로 한 담배회사의 상업적 광고가 영향을 미치기 때문이라고 해요.

담배는 분명히 몸에 해롭고 중독성이 아주 강한 물질이에요. 또한 담배는 혈류의 흐름을 약하게 만들어 심장마비를 유발하는 한편, 저산소증의 상태로 만들기 때문에 담배를 피우는 사람은 일상에서 미량의 연탄가스를 맡고 있는 것과 마찬가지라고 합니다.

담배를 계속 피우면 혈액순환이 잘 안 되기 때문에 피부가 검어지고 윤기가 없어지죠. 그리고 담배의 니코틴 때문에 치아도 누렇게 변색되는 것을 볼 수 있어요. 게다가 담배에 찌든 입안의 냄새는 말할 것도 없어요. 옷이나 머리카락, 피부에서 담배 냄새가 나기 때문에 담배를 피우지 않는 사람에게는 불쾌감을 주죠. 그뿐만 아니라 담배를 계속 피우면 폐에 무리가 가기 때문에 자꾸 기침이 나고 가래가 나오게 돼요. 자신이 그렇게 되는 건 싫죠?

담배는 남자에게도 나쁘지만 여자에게는 더욱 심각한 악영향을 미친답니다. 한 불임 전문의사는 여자의 불임 원인 중 가장 큰 것이 흡연이라고 하면서, 담배로 인한 저산소증은 난소에도 치명적인 영향을 미치기 때문에 조기 폐경의 원인이기도 하다고 말하더군요. 아직 젊은 나이에도 월경이 멈춰 버린다는 거예요.

그분은 의사로서 단언하건대 여자, 특히 임신을 할 마음이 있는 여자는 절대! 결코! 담배를 피워선 안 된다고 했어요. 그리고 담배를 오래 피우면 상대적으로 남성 호르몬이 우세해져서 여자의 몸이 남자처럼 변한다는 거예요. 그래서 허리가 굵어지는 남성형 비만에 걸리기도 쉽고, 우울증에 걸릴 확률도 더 높다고 해요. 게다가 여자는 한 달에 한 번 호르몬의 영향으로 남자보다 훨씬 더 담배를 끊기가 어렵다고 하니, 아예 담배를 입에 대지 않는 게 좋겠군요.

담배 피우기는 멋 부리기와도 상관없고, 성숙과도 관계가 없죠. 물론 평등에 관련된 것도 아니고요. 그것은 오로지 건강에 대한 문제랍니다.

포르노

포르노가 뭐야?

흔히 야동(야한 동영상)이라고 부르는 인간의 성적행위를 묘사한 그림, 영상, 사진, 웹사이트, 텔레비전 프로그램을 포르노pornography라고 합니다. 아마도 잘못 누른 검색어 때문에 원하지 않았는데도 보게 되기도 하고 친구나 동네 형이 보여줘서 처음 포르노를 접하는 경우도 있겠죠. 그러다가 호기심에 스스로 찾아 보게 되고, 포르노를 보는 것에 익숙해지고… 이렇게 대부분이 어린 나이에 포르노를 보는 것으로 성을 처음 접했을 것 같은데, 제 말이 맞나요?

하지만 포르노로 성을 배우는 것은 절대 좋은 방법이 아니에요. 왜냐하면 포르노는 상업적인 용도, 즉 돈을 벌기 위해 만든 것이라서 과장되고 아주 자극적이며 폭력적인 데다 왜곡된 성 정보를 포함하고 있거든요.

포르노는 남자들의 성적 환상을 채워주기 위한, 그야말로 환상의 세계라서 실제의 섹스와 많은 차이가 있어요. 포르노는 벌거벗은 남녀의 과장된 성행위 장면뿐만 아니라, 법에 저촉되는 어린이를 대상으로 하는 성폭력이나 여자, 장애인을 대상으로 한 강간, 폭력, 학대의 내용을 담은 것들이 많아요. 특히 거의 모든 나라에서 어린이를 대상으로 하는 포르노 사진이나 영상을 가지고 있기만 해도 법적인 처벌을 받게 되어 있지요. 우리나라도 마찬가지이고요.

무엇보다 포르노 영상을 자주 보다 보면 성 의식에 문제가 생길 수 있어요. 포르노의 성행위는 실제 현실과는 다르고 때로는 절대 일어나서는 안 될 장면을 포함하고 있기도 하고요. 실제로 포르노는 성범죄와 연관되는 경우도 적지 않답니다. 포르노를 보는 것이 법적으로 문제가 되느냐 아니냐 하는 점보다 먼저 생각해야할 부분은, 이것이 우리의 성생활, 성 건강에 실제로 부정적인 영향을 가져올 수 있다는 사실이에요. 포르노는 과장된 줄거리와 행위를 배우가 연기하는 것으로, 현실의 성생활과는 많이 달라요.

더욱 심각한 건강의 문제는 포르노를 자주, 많이 보면 성적 자극의 수위가 점점 올라가 나중에는 웬만한 자극으로는 흥분되지도 않고, 즐거움을 느끼지도 못하게 돼요. 상대에게도 불만이 생겨서 정작 자신이 사랑하는 사람과 섹스를 하기가 어려워지는 거죠.

게다가 포르노는 중독되기가 매우 쉬워요. 포르노를 보다 보면 더 자주 보게 되고, 더 자극적인 것을 찾게 되거든요. 그러다 보면 나도 모르게 포르노에 깊이 빠져서 머릿속에 영상이 늘 맴돌거나 사람을 볼 때도 야한 생각이 자꾸 떠올라서 일상생활이 힘들어질 수 있답니다. 또 여자에 대한 생각이 왜곡되어 상대에게 심각한 오해를 일으키기도 합니다. 요즘에는 어른들조차 포르노 중독으로 사랑하는 커플이 깨지고 부부는 이혼까지 하는 경우가 많은데,

포르노 중독 체크리스트

* 2개 이상 해당되면 전문가의 상담이 필요해요.

- ☐ 포르노를 자주 보지 않으면 허전하다.
- ☐ 포르노 때문에 약속이나 운동 등 일상생활에 지장을 받는다.
- ☐ 포르노 때문에 자위행위가 늘었다.
- ☐ 포르노에서 본 장면이 가끔 떠오른다.
- ☐ 포르노를 본 후 집중력이 감소했다.
- ☐ 포르노 장면을 모방하고 싶은 생각이 든다.
- ☐ 포르노를 보기 위해 비용을 지출한다.
- ☐ 컴퓨터에 많은 양의 포르노가 저장되어 있다.
- ☐ 포르노를 본 후 이성이 성적 대상으로 보인다.

그만큼 포르노 중독에서 벗어나기가 쉽지 않아요.

포르노의 속설과 진실

거대한 성기와 정액의 양

많은 남자들이 포르노에 나오는 남자 배우들의 무척 큰 음경을 보고 충격을 받고 자신의 것이 너무 작다고 생각한다고 해요. 그런데 포르노 배우들을 이런 신체 특징을 가진 사람을 뽑기도 하지만, 실제로는 인조 음경을 사용하는 경우가 많다고 합니다. 물론 정액도 마찬가지죠.

앞서 말했듯이 남자들의 평균 사정량은 2~6cc에 불과해요. 실제로 포르노에서 보듯 그렇게 쏟아내면 병원에 가야 할지도 몰라요. 또한 포르노에서는 진짜 정액이 아닌 인조정액을 사용하기도 한다니 여러분 것과 양이나 색이 다르다고 해서 걱정할 필요는 없어요.

여자는 만지기만 해도 흥분한다?

포르노에서 여자는 남자가 키스하거나 건드리기만 해도 막 흥분하지만, 현실에서 여자는 그렇지 않아요. 사랑하는 여자를 흥분시키려면 다정한 애무와 속삭임, 키스 등이 충분하게 있어야 합니다. 또 포르노에서 자주 보여주는 폭력적이고 위험한 행위를 좋아하는 여자들은 없습니다. 오히려 부드러운 성행위를 좋아하죠. 사랑을 표현하고 확인하는 성관계는 레슬링이 아니랍니다.

콘돔을 사용하지 않는 섹스

포르노뿐만 아니라 드라마, 영화에서조차 콘돔을 사용하는 피임 관련 묘사가 없지요. 그건 연출된 영화니까요. 하지만 현실에서 임신은 언제든 일어날 수 있어요. 그래서 아기를 원하지 않는 성행위를 할 때는 꼭 콘돔을 사용해야 하는 거예요. 사랑엔 책임이 따르고, 그 책임을 질 수 있는 사랑이 진정한 사랑이라고 할 수 있잖아요?

독이 될 수도 있어요

단언하지만, 포르노를 자주, 많이 보는 것은 좋지 않아요. 성을 왜곡하고 폭력적으로 묘사한 포르노를 자주 보게 되면 여자에 대한 잘못된 생각이 자리 잡기 쉬워요. 게다가 너무 선정적이고 강한 자극에 자주 노출되다 보면 실제 나의 상대에게 성적 흥분을 느끼기 어려워집니다. 포르노를 자주, 오랜 시간 보는 남자는 그렇지 않은 사람보다 발기(성흥분)에 어려움을 겪는 경우가 많다는 연구 결과도 있답니다. 자신의 육체적 건강뿐만 아니라 정신적인 건강을 위해서도 포르노를 보는 것을 조절해야 해요.

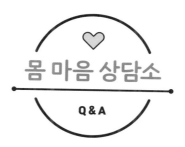

Q 요즘 제가 포르노를 너무 많이 본다는 생각을 합니다. 중독된 것 같이 습관처럼 포르노를 보고 있는 저를 발견할 때마다 걱정도 되고 너무 싫어요. 어떻게 해야 하죠?

A 포르노를 많이 본다고 생각한다면 포르노 일지를 써보세요. 포르노를 볼 때마다 얼마나 오래 보고 자주 보는지, 어떤 기분이 드는지, 언제 주로 포르노를 보는지, 포르노를 안 본다면 그 시간에 어떤 일을 할 수 있을지도요. 자신의 포르노 습관을 체크해보는 거죠. 그리고 대안도 써보고요. 그리고 실제로 그렇게 해보세요.

성적인 욕구나 흥분을 느꼈을 때 꼭 성행위로 해소해야 하는 것은 아니라고 했지요? 운동이나 산책, 음악 듣기, 노래 부르기, 친구와 수다 떨기 등은 어떤가요? 가까운 산에 올라가 보거나 친구들과 길거리 농구를 해보는 것은 어때요? 포르노를 단번에 끊을 수 없을지는 몰라도 점점 벗어날 수는 있습니다. 지금 당장 해보세요.

디지털 성범죄

성관계 영상을 유포하는 일

촬영 사실을 숨기고 몰래 찍은 성적 이미지나 동영상을 타인에게 보여주거나 유포하는 것은 법의 무거운 처벌을 받는 범죄행위입니다. 또 당시에는 동의를 구하고 찍었더라도 상대의 동의 없이 유포하는 것 역시 범죄입니다. 특히 피해자가 미성년자라면 가중 처벌을 받을 테고, 그 처벌 형량은 점점 무거워지고 있습니다. 그만큼 당하는 사람의 피해가 크다는 뜻이죠.

피해자는 일상생활을 하는 것조차 힘들고 엄청난 정신적 상처를 입게 됩니다. 그래서 자신의 사적인 정보는 조심하고 또 조심해서 관리해야 해요. 또한 남의 사적인 영상은 보지도 말고, 유포하지도 말아야 합니다.

요즘 SNS를 통해 자신의 벗은 몸이나 자위행위 관련 사진 또는 영상을 보내고, 또 상대의 것을 보내라고 요구하는 경우가 있는데 이것은 장난으로 할 일이 아니에요. 그렇게 요구하는 상대가 대부분 청소년이 아니라는 건 여러분도 알고 있지요? 인터넷의 채팅 상대는 익명이기 때문에 자신을 밝히지 않을 뿐 아니라 성별, 나이조차 쉽게 속일 수 있답니다. 온라인에서 만난 사람들을 무조건 믿지 마세요. 이 세상에 착한 사람만 있다면 참 좋을 텐데, 현실은 그렇지가 않다고 말해야 하는 게 어른으로서 미안한 마음이 듭니다. 하지만 그들의 칭찬이나 다정한 말, 아이템 같은 선물 등은 거짓이거나 미끼인 경우도 많답니다.

또한 자신이나 친구, 가족의 벗은 몸 사진을 공유하거나 인터넷 상에 올리는 것은 너무나 위험한 일이에요. 특히 얼굴까지 나온 사진이면 더 위험해지죠. 한번 온라인상에 올라가고 그것을 누군가가 공유해서 퍼뜨리기 시작하면 전부 찾아내어 삭제하는 일은 정말 어려워요. 요즘은 얼굴과 다른 사람의 몸을 합성해서 올리기도 한다니 단순히 얼굴만 나온 사진이라도 남에게 보내거나, SNS에 함부로 올리는 것은 정말 조심해야 해요.

모르는 사람은 말할 것도 없고, 혹시 이성 친구가 알몸을 보고 싶다고 휴대전화로 보내달라고 해도 절대 그런 사진을 보내면 안 되고 두 사람만 볼 수 있는 인터넷 공간에도 올리면 안 돼요. 정말 위험한 일이거든요. 실수했든 의도했든 일단 인터넷이나 휴대전화를 통해 퍼지는 경우에는 막기가 어렵습니다.

인터넷이나 SNS의 특성상 단시간에 급속도로 퍼져나가기 때문에 자신과 자신의 이성 친구 사진이나 영상은 더는 자신의 것도, 자신의 이성 친구의 것도 아닌 게 되어버리는 거예요. 그때부턴 사람들의 장난거리가 되는 거죠. 얼마나 무서운 일인지 몰라요.

그루밍 성범죄

그루밍grooming은 가해자가 피해자의 호감과 신뢰를 얻으면서 피해자를 심리적으로 지배한 뒤 성폭력을 가하는 것을 말합니다. 주로 어린이나 청소년 등 미성년자를 대상으로 이루어지는데, 피해자는 자신이 성적 학대를 당하는 것을 모르거나 늦게 알아채고, 때로는 사랑을 한다고 믿기 때문에 장기적인 피해를 입기도 합니다.

가해자는 예전부터 알았던 사람일 수도 있지만, 인터넷을 통해 만난 새로운 사람일 수도 있습니다. 가해자는 처음에 호감을 얻기 위해 친절하게 대하고, 고민에 공감해주기도 하고, 맛있는 간식이나 선물을 주기도 합니다. 친절한 어른인 척하며 경계심을 풀게 하는 거죠. 상냥하고 친절한 모습으로 애정과 사랑을 베푸는 것 같지만, 그 친절함은 성폭력을 하기 위한 미끼에 불과합니다.

사람들 중에는 악의를 가지고 다른 사람을 망가뜨리는 사람도 있기 때문이에요.

장난으로 혹은 사랑의 증표로 찍은 나체 사진이나 성행위 영상이 컴퓨터나 휴대전화를 통해 유출되어 엄청난 상처를 받고, 심지어 자살한 사람들의 이야기를 뉴스로 본 적이 있을 거예요. 서로 많이 사랑하고 좋았을 때에 찍은 사진(당시에는 상대의 동의하에 찍었다고 하더라도)을 헤어진 뒤에 자신, 또는 상대의 SNS에 올려서 상대를 웃음거리로 만드는 사람들도 적지 않더라고요.

그것이 단순히 잠깐의 경솔함이나 복수심이었다고 해도, 자신의 실수를 뉘우치고 금방 삭제했다고 하더라도 한번 인터넷에 올린 사진은 여간해서는 사라지지 않는답니다.

사실 저는 만나는 사람과 그런 사진을 찍는 것 자체를 말리고 싶어요. 그것은 추억이 아니라 훗날 나를 다치게 하는 칼날이 될 수도 있기 때문이에요. 그런 사진을 장난삼아 휴대전화로 찍었다가 금방 삭제했다고 하더라도 다시 복원할 수 있고, 실제로 그런 사진들을 이용해 돈을 버는 사람들도 있다고 해요.

아무리 믿는 사람이라도 자신의 지극히 사적인 사진이나 영상은 공유하지 않아야 해요. 디지털 성범죄의 가해자는 모르는 사람보다 아는 사람인 경우가 더 많다고 하지요. 연애란 기간이 길든 짧든 헤어지는 경우가 많고, 헤어지고 나면 상대의 사적인 사진이나 영상은 서로 없애는 경우가 일반적이지만, 사람의 마음이란 장담할 수가 없습니다. 영상과 사진을 찍는 것뿐만 아니라 섹스를 하는 동안 몰래 녹음을 하는 것도 범죄입니다.

사랑을 나눌 때 스마트폰과 사진기는 가방에 넣어두면 어떨까요? 아름다운 추억은, 더구나 두 사람만의 아주 사적인 추억이라면 마음의 카메라로 찍어서 남기는 것이 더 근사한 일 아닐까요?

디지털 성범죄 대응 방법

① 게시물 링크, 원본 영상, 캡처본 등 유포된 피해 증거를 확보합니다.

② 증거 자료를 모은 뒤 단면 인쇄를 해 지참하고 가해자의 관할 경찰서나 신고자의 관할 경찰서로 신고합니다.

③ 경찰서에서 피해 사실을 상담한 후 고소장을 작성합니다.

④ 삭제 지원이 필요하다면 도움을 줄 수 있는 기관 및 단체에 대리 삭제를 요청합니다.

⑤ 만약 직접 삭제를 원한다면 해당 사이트의 운영자에게 삭제를 요청할 수도 있습니다.

신고를 하면, 성폭력범죄의 처벌 등에 관한 특례법 제14조(카메라 등을 이용한 촬영), 정보통신망 이용촉진 및 정보보호 등에 관한 법률 제74조(벌칙)에 따라 유포자를 처벌할 수 있습니다. 또한 웹하드 유포 시 해당 사이트에 삭제해줄 것을 요청하고,

불법 포르노 사이트에 유포되었을 경우 방송통신심의위원회에 신고할 수 있습니다.

🔜 도움을 받을 수 있는 기관

여성 긴급전화	1366
청소년 상담전화	1388
지역소재 청소년성문화센터	
탁틴내일: 아동청소년성폭력 상담소	02-3141-6191
아하!서울시립청소년성문화센터	02-2677-9220
디지털 성범죄피해자지원센터	d4u.stop.or.kr/02-735-8994
한국사이버성폭력대응센터	www.cyber-lion.com/02-817-7959
카카오톡 여성폭력 사이버 상담	www.women1366.kr

안전한 디지털 사용법

- ◆ 온라인에서 이름, 주소, 학교 이름, 전화번호 같은 개인정보를 남에게 알려주지 않기
- ◆ 낯선 사람과 온라인에서 채팅이나 화상채팅을 하지 않기
- ◆ 낯선 사람에게 자신이나 가족, 지인의 사진을 보내지 않기

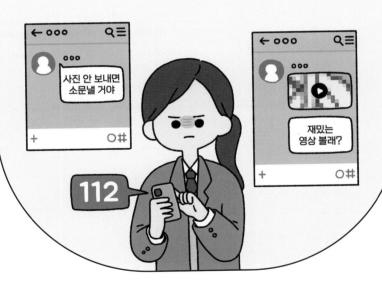

성폭력

성폭력과 성추행

성폭력이란 말은 많이 들어봤죠? 그런데 정확한 의미를 잘 모르겠다고요? 성폭력은 특별한 사람에게만 일어나는 게 아니라 일상생활에서 내게도 갑작스럽게 일어날 수 있는 일이기에, 그것이 어떤 것인지 알아두어야 해요. 나도 모르게 자신이 가해자가 될 수도, 피해자가 될 수도 있으니까요.

성폭력이란 크게 성추행, 성폭행, 성희롱을 말하는데, 상대의 동의 없이 일어나는 성적 침해나 폭력을 말합니다. 성적인 만남이란 자신이 원할 때, 준비가 되었을 때 의미가 있는 것이죠. 성희롱, 성추행, 성폭행은 힘과 폭력이지 성적인 관계라고 할 수 없습니다.

꼭 행동만이 아니라 상황이나 말에 의해서도 상대가 성적으로 수치심을 느끼거나 불편한 마음이 들면, 그것은 성폭력이라고 할 수 있으니 조심해야 해요.

정리하자면, 성폭력이란 상대가 동의하지 않았는데 성적인 말과 행동으로 상대에게 심리적, 정서적, 육체적 상처를 입히는 것을 통틀어 일컫는 거예요. 또한 포르노나 음란물 따위를 상대가 원하지 않는데도 보여주거나 이메일이나 문자로 보내는 것도 성폭력입니다.

성추행은 흔히 강간이라고 말하는 성폭행이 일어나지는 않았지만 성적 수치심을 불러일으키는 말과 행동을 말합니다. 지하철 안에서 남의 몸을 만지거나 자신의 성기를 보여주거나 만지게 하는 것 같은 상대가 원하지 않은 신체 접촉이나 불편함을 느끼게 하는 성적인 말도 포함됩니다. 또 성기가 삽입되었느냐 아니냐가 성폭행과 성추행을 가르는 기준이 되지요.

성추행과 성폭행이 개인 간의 영역이라면, 성희롱은 직장이나 학교 등 어떤 조직 안에서 힘(권력)을 이용해 상대에게 성적 수치심을 주거나 성적인 영역을 침해하는 것을 말한답니다. 아르바이트하는 업체의 사장이나 다니는 학교의 선생님과 같이 자신에게 명령할 수 있는 힘이 있는 사람에 의한 성폭력을 성희롱이라고 하는 거예요.

동의 없이 하는 행위

성폭력의 가해자는 어딘가에 숨어 있다가 갑자기 공격하는 낯선 사람이라고 많이들 생각하지만, 실제로는 피해자의 친구나 친척 같은 주변의 아는 사람인 경우가 많답니다. 아무래도 나쁜 마음을 먹고 범죄를 저지르려면 멀리 있는 사람보다 가까이 있는 사람이 기회가 많아서일 거예요.

상대가 원하지 않는데 치마를 들추거나 엉덩이 또는 가슴을 만지는 것, 화장실에서 엿보거나, 자기 몸을 보여주거나 남의 몸을 몰래 보는 것, 자기 성기를 만지게 하거나 남의 성기를 만지는 것 모두 해당됩니다.

성폭력은 여자도, 남자도 당할 수 있는 일이랍니다. 피해자는 가해자가 좋아하는 사람일 수도 있죠. 데이트 중에도 그런 일은 일어날 수 있어요. 그것을 데이트 폭력이라고 합니다. 물론 상대는 나쁜 생각에서 시작하지 않았을 수도 있지만, 어떤 성적 행위도 당사자가 동의해야만 진행할 수 있는 거예요. 아무리 좋아하는 사이라고 해도 자신이 원하지 않았고, 그런 의사를 밝혔다면 상대는 그 즉시 그만두어야 하는 거랍니다.

이런 일을 당하면 "싫다"라고 말하고(만약 크게 소리를 지르는 것이 자신을 더 위험하게 할 수 있는 상황이라면 그 순간을 안전하게 모면하고 난 뒤에 도움을 청하는 것이 나아요. 무엇보다 다치거나 목숨을 잃어서는 안 되잖아요?) 이 일에 대해 주변 사람에게 도움을 청하거나 부모님 또는 선생님에게 상황을 정확하게 이야기해야 해요. 그러고 나서 성폭력 전문기관 상담가나 경찰 같은 전문가의 도움을 받는 것이 좋겠죠.

근친 강간

근친 강간이란 가족, 친척 구성원에게 당하는 성폭력이에요. 부모, 조부모, 삼촌, 사촌 형제, 의붓아버지, 형제 등 누구든 근친 강간의 가해자가 될 수 있습니다. 평소에 가까이 지내고 믿던 친척에게 성폭력을 당하면 신체적, 심리적으로 더 깊은 상처를 입습니다. 커서도 심한 우울증, 대인기피증, 분노, 식사장애, 알코올 등 약물 중독, 자살, 자존감 저하 등의 어려움을 겪을 확률이 높습니다. 다른 누구도 아닌, 돌봄을 받고 보호받아야 하는 가족이나 친척에게 배신당하고 이용당하고 협박당한 억울하고 불쾌한 기분은 쉽게 사라지지 않습니다.

부모나 가족 구성원 누구든 어떤 식으로든 성추행, 성폭행을 한다면 믿을 만한 선생님, 전문상담가, 치료사 등 자신에게 안전한 장소를 제공하고 해결책을 찾도록 도와줄 사람을 외부에서 찾아야 합니다.

성폭력 피해를 당했다면

절대로 그런 일이 없어야겠지만, 만약 성폭력의 피해자가 되었다고 하더라도 여러분이 잘못한 것이 아니라 그 사람이 나쁜 짓을 했다는 것을 알아두어야 합니다. 모든 잘못은 그 사람에게 있는 것이지, 당한 사람에게 문제가 있었던 것이 아니랍니다. 그러니 피해를 당했다고 해도 자신을 자책하지 않길 바랍니다.

하지만 그 사람의 나쁜 짓을 벌하기 위해서는 증거가 필요하겠죠. 그래서 힘들겠지만, 그 사람이 범인임을 밝혀줄 증거들을 지워버리면 안 돼요. 그의 체액이 묻은 옷이나 자신이 입었던 옷을 빨지 말아야 하고, 샤워를 하지 않은 채로 병원에 가야 해요. 범죄 증거로 필요하기도 하지만, 임신의 위험이나 성병 감염 여부를 검진하는 등 의학적인 조치를 하는 데도 필요하거든요.

한 가지 덧붙이면, 그 당시 입었던 옷은 종이봉지로 싸서 병원이나 경찰에 제출해야 범인을 잡는 데 도움이 된답니다(비닐봉지에 싸면 습기 등의 이유로 증거 찾기가 어려워질 수 있습니다). 쉽지 않은 일이지만, 그 사람이 저지른 나쁜 일을 다시 저지르지 못하게 하려면 필요한 일이죠. 혼자서는 어려운 일일 테니 도움을 줄 수 있는 어른의 도움을 받아서 해바라기 센터나 성폭력 상담기관에 가는 것이 좋겠죠. 그곳에는 이런 문제를 도와줄 전문가 분들이 많이 계십니다.

다시 말하지만, 만약 그런 폭력이 자신에게 일어났다고 해도 절

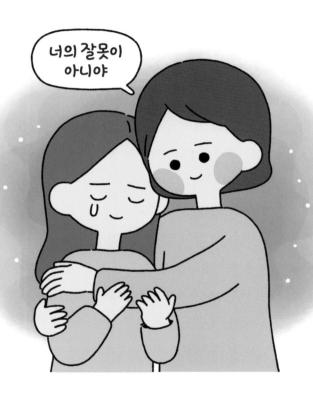

대 본인의 잘못이 아니에요. '왜 그 시간에 거길 갔을까?', '왜 그 사람을 만났을까?', '왜 그런 옷을 입었을까?' 하고 피해자는 많은 자책을 합니다. 그리고 주변 사람들이 생각 없이 그런 질책을 하기도 합니다. 하지만 분명한 건 폭력을 행한 사람의 잘못이지 피해자의 잘못이 아니란 겁니다. 우리가 길을 걷다가 불량배에게 느닷없이 맞기도 하고, 봉변을 당하는 경우가 있잖아요? 그러니 자신의 행동을 자책하지 마세요. 그것은 그저 사고였을 뿐이에요.

어떤 일이 있었더라도, 나는 여전히 세상에 하나밖에 없는 정말 소중한 존재랍니다. 성폭력을 극복하는 데는 시간이 오래 걸릴지도 몰라요. 우리가 몸에 상처를 입으면 아물고 회복되는 데 시간

성폭력을 당했을 때

① 안전한 곳으로 피신한다.

② 믿을 만한 어른이나 경찰, 성폭력 상담소에 도움을 청한다.

③ 가해의 증거를 보존한다(목욕이나 양치질을 하지 않는다).

④ 의학적인 조치를 취한다(임신의 위험이나 성병 감염 여부에 대한 검진을 한다).

⑤ 상담이나 심리치료를 받는다.

이 필요하듯이 말이죠. 그러니 모든 일을 혼자서 감당하려고 애쓰지 마세요. 여전히 나를 사랑하고, 나를 도와주고, 나의 억울한 이야기를 들어주고, 상처를 치유하는 데 도움을 주려고 하는 좋은 어른들이 주변에 많이 있다는 것을 꼭 기억하세요.

데이트 폭력

"남자 친구가 어제 저를 강간한 것 같아요. 저는 섹스를 하고 싶지 않았는데, 계속 우기고 보채고 윽박지르고…. 마치 섹스를 하지 않으려는 제가 죄를 짓는 것같이 굴었어요. 그를 많이 사랑하기 때문에, 그가 화내는 것이 마치 제 잘못 같았어요."

강간 혹은 원치 않는 섹스의 80퍼센트는 서로 아는 사이에서 발생합니다. 특히 서로 좋아해서 만나는 사이에서 일어나는 폭력적인 섹스를 '데이트 강간'이라고 합니다. 데이트 강간은 첫 데이트 때도 일어날 수 있고, 오래 사귄 관계에서, 섹스를 하는 관계에서도 발생할 수 있습니다. 데이트 강간은 믿었던 사람이고, 좋아하는 사람이고, 자신이 그런 상황을 예측하지 못했다는 사실 때문에 피해자는 자신을 더욱 자책할 수 있습니다.

데이트 강간은 여자가 성적 흥분을 어느 정도 용납하다가(즐기다가) 어느 시점에 이르러 그만두겠다고 할 때, 남자가 이에 동의하지 않고 힘이나 협박으로 여자를 굴복시켜 섹스를 진행함으로

써 많이 일어납니다. 얼마나 섹스가 진행되었든 상대가 "안 돼, 그만해, 싫어"라고 하면 그만두어야 하는 겁니다. 분명하게 자신의 의사를 밝히는 것이 중요합니다. 그리고 데이트 강간이 얼마나 빈번하게 일어나는지 알고 서로 조심하기 위해서 평소 동의에 대한 이야기를 자주 나누는 것도 필요합니다.

함께 지낼 때 안전한 사람인지, 자신을 어떻게 대하는지 알아보세요. 그 사람이 집요하게 둘만 있을 곳으로 가자고 강요한다든지, 감정이 자주 급변해서 사소한 데서 화를 심하게 낸다든지, 성적인 면으로 공격적이 된다든지, 친구를 만나지 못하게 하거나 학원을 가지 못하게 하는 등 나의 생활에 지나치게 간섭하고 억압한다든지 한다면 만남을 고려해보세요.

성매매

성매매는 성행위를 한 대가로 사람들이 돈을 주고받는 것을 말해요. 성행위는 서로 사랑하는 사람들이 할 때 가장 멋지고 행복한 것인데, 어떤 사람은 모르는 사람과 성행위를 하는 데 돈을 지불하기도 하지요.

우리나라는 성매매를 특별법으로 지정해 단속하는, 지구상에서 몇 안 되는 나라입니다. 성매매를 불법으로 정하고 단속하는 나라는 많지만, 이렇게 특별법으로 정해서 단속하는 나라는 많지 않아요.

이것은 우리 사회가 성매매를 사회의 건강을 해치는 범죄라고 생각한다는 걸 의미하는 거예요. 그럼에도 불구하고 성매매는 줄지 않고 갖가지 행태로 여전히 존재합니다.

어떤 사람은 성매매를 법으로 구속하고 죄로 다루는 것에 불만을 제기하기도 합니다. 성매매 역시 서로 동의하고 거래한 것인데 뭐가 문제냐는 거죠. 하지만 설령 두 사람이 동의하에 성매매를 했다고 하더라도, 그 속에는 여전히 누군가의 성(몸, 마음)이 매매되는 상품으로 전락하는 윤리적인 문제가 남아 있어요.

어떤 사람이든 자신의 성이 상품처럼 되어버리면 내 몸은 다른 사람의 폭력과 통제 아래 놓이게 되는 것이랍니다. 즉 돈을 주고 성을 사는 사람의 뜻대로 움직여야 하는 것이죠. 이것은 아주 위험하고 비인간적인 일이에요.

누군가 모르는 사람이 내 입에 자기 마음대로 손가락을 '쑥' 넣는다고 생각해보세요. 성매매는 그보다 훨씬 더한 일이 일어나는 거예요. 이 생각만으로도 너무 싫고 무서운데, 누군가 돈을 주었기 때문에 내 몸을 그 사람 마음대로 만지고, 성행위를 한다면 얼마나 싫고 끔찍할까요.

더 심각한 문제는, 이런 성매매가 돈을 주는 남자나 성을 파는 여자를(그 반대라도) 더욱 폭력적인 상황에 몰아넣는다는 거예요. 성매매는 어린아이 또는 여자들의 납치나 인신매매를 더 많이 일어나게 하는, 현대판 노예의 형태라고 해도 과언이 아니랍니다.

그런데 요즘은 우리나라에서 인터넷 등을 이용해 나이가 아주 어린 아이까지 자신의 성을 팔겠다고 나서는 경우가 적지 않아 걱정이에요. 그게 뭔지 몰라서 그러는 거겠지만요. 성매매는 성관계가 아니랍니다. 돈을 내는 사람에게 일정 시간 내 몸의 권리를 내어주는 것이 바로 성매매입니다.

하지만 그것이 몸뿐일까요? 그것은 결국 내 몸의 모든 권리를 잠시 남에게 돈을 받고 내주는 거예요. 그 시간 동안 내 몸은 상대의 쾌락에 이용되고, 내 마음은 말할 수 없는 비참함을 느끼게 되죠. 돈을 주고 사랑하지도 않는 사람과 성행위를 한 사람은 어떨까요? 대개 자신이 아주 하찮은 사람 같다는 생각을 하고, 행위 후에는 찜찜한 느낌만이 남는다고 합니다.

실제로 새 스마트폰을 사고 싶어서, 비싼 옷을 사기 위해서 돈을 받고 성행위를 한 뒤 상담이나 치료를 받는 경우가 많아요. 나쁜 어른들에게 이용당했다는 자책감이 마음에 큰 상처를 남기죠.

자의든 타의든 간에 자기의 몸과 마음이 짓밟히면 그 사람의 자존감은 엉망진창이 되는 거예요. 자발적인 성매매든 착취적 성매매든 성매매란 결국 피해자를 만들어냅니다. 몸과 마음은 다른 것이 아니고, 둘로 나눌 수 있는 것도 아니랍니다. 결국 몸에는 마음과 정신이 깃들어 있는 거예요.

인간은 누구라도 자기 자신을 가장 소중하게 생각하기 때문에 자신의 몸과 마음에 대한 권리를 돈을 받고 내주게 되면 비참한 느낌이 들 수밖에 없어요. 성을 사는 사람은 존중해야 할 사람과 그렇지 않은 사람으로 나누고 실제로 그렇게 대하기 때문입니다. 결국 자신의 성sexuality은, '나는 누구인가', '나는 어떤 사람으로 살 것인가' 하는 문제와 연결된 것이랍니다.

스토킹

스토킹은 다른 사람이 원하지 않는데 집요하게 따라다니거나, 지켜보거나, 접촉하는 것 그리고 그렇게 하려고 끊임없이 시도하여 피해자에게 공포심과 불안감을 일으키는 행동입니다. 온라인상

스토킹을 당했다면

- 어떤 경우에도 스토커의 말을 들어주지 마세요.
- 나의 일상을 알릴 수 있는 SNS 사용을 당분간 중지하세요.
- 스토커가 접근하거나 연락이 오는 모든 통신수단을 기록하거나 보관하세요.
- 스토커의 자살 협박에 휘둘리지 마세요.
- 피해자가 잘못해서 스토킹을 당하는 게 아니라는 사실을 명심하세요.

에서 그렇게 하는 것도 포함되는 개념입니다. 피해자 대부분은 자신을 스토킹 하는 사람이 누군지 압니다. 실제로 스토킹을 당하는 사람은 신체적으로도 공격을 받습니다. 이런 스토킹은 당하는 사람의 일상을 파괴합니다. '창살 없는 감옥'이라는 말처럼 자유를 잃는 거죠.

2021년부터 우리나라는 '스토킹'을 법적으로 강력하게 처벌하고 있습니다. 누군가 나를 따라다니고, 끊임없이 전화하거나 메일을 보내고, 집주변이나 학교 근처에서 기다리고, 지켜보고 있다면 가족과 경찰에 알려서 보호를 받도록 하세요.

내 안전을 위해 꼭 알아둘 것들

◆ 가능하다면 여럿이 함께 다녀요. 혼자보다는 여럿인 것이 안전합니다.

◆ 자신이 가는 곳을 부모님이나 친구에게 말해두어요. 특히 밤에 외출할 일이 있을 때는 도착과 출발, 가는 길을 문자나 전화로 알리는 것이 만약의 경우에 자신을 보호할 수 있는 방법입니다.

◆ 밤에 어딘가를 걸어가야 하는 외출이라면 걷거나 뛰기에 편한 신발을 신고 나가요.

◆ 본능적인 느낌을 믿어요. 주변 상황이 이상하거나 위험하다는 느낌이 들면 자리를 피해요.

◆ 되도록 사람들이 많은 큰길로 다녀요.

◆ 위험할 때는 소리를 질러 위기를 모면해요. 사람이 많을 때는 그냥 소리 지르는 것보다 한 사람을 지목해 도와달라고 하는 것이 좋아요.

◆ 이어폰을 끼거나 스마트폰을 보면서 걷지 않아요. 사고를 미처 눈치 채지 못할 수 있어요. 교통사고의 위험은 말할 것도 없고요. 늦은 밤 귀갓길이라면 부모님과 통화하면서 가는 것도 좋은 방법이에요.

◆ 잘 모르는 남의 차는 타지 않아요. 늦은 밤에는 대중교통을 이용하든지, 아니면 친구 집에 더 있다가 날이 밝거나 부모님이 데리러 오시면 집에 가는 게 좋아요.

◆ 차 안에 있는 사람이 길을 물으면, 차에 다가가지 말고 아는 데까지만 말해줘요. 차에 타서 길을 알려주는 것은 몹시 위험한 일이 될 수 있어요.

◆ 늦은 밤에 택시를 탈 때면 택시 차량번호를 부모님에게 문자로 알리고, 앞 좌석에 있는 운전기사의 신상(이름, 연락처)을 봐두는 것도 좋아요.

◆ 부모님의 전화번호를 단축번호 1번으로 저장해요. 그래야 급할 때 바로 전화를 할 수 있으니까요.

◆ 혼자 있을 때는 음식 배달 등을 시키지 않는 게 좋아요.

◆ 낯선 사람이 엘리베이터에 타 있거나, 따라 탈 때는 엘리베이터에서 내리는 게 좋아요.

◆ 빈집에 혼자 들어가야 할 때는 비밀번호가 노출되지 않도록 주의해요. 낯선 사람이 따라 내리면 초인종을 누르는 척하고, 지나갈 때까지 기다려요.

나를 사랑하는 습관

모든 사람에게 잘 보일 필요는 없어

청소년기는 남을 비판하기 좋아하는 만큼, 남의 비판을 두려워하는 시기인 것 같아요. 그래서 청소년 시절엔 특히 남의 시각, 남의 평가에 예민하죠. 말로는 '나는 나야!'라고 하면서도 사실은 남들이 나를, 내 부모를 어떻게 볼까 마음속으로 늘 전전긍긍하잖아요? 그래서 엄마가 밖에서 자기 이름을 소리 내어 부르는 것도 싫어하고, 때로는 부모가 부끄러워서 모른 척하기도 하죠. 나를 드러내고 싶기도 하고, 내가 드러날까 봐 불편하기도 하고요. 도무지 내 마음을 내가 알 수가 없어요. 그렇죠?

이렇게 다른 사람의 평가에 너무 신경을 쓰기 때문에 청소년들은 늘 긴장되어 있곤 해요. 어떤 친구들은 그렇지 않은 척 오히려 더 거칠고 무례하게 굴기도 합니다. 하지만 명심하세요. 모든 사람에게 잘 보일 필요는 없답니다. 대개의 경우 사람들은 남을 평가할 때 칭찬도, 비판도 실제보다 과장하는 경우가 많거든요. 그 이유는 남에 대한 이야기는 그렇게 심각하게 생각하지 않기 때문이에요. 그래서 누군가가 남을 칭찬할 때나 욕할 때, 실제보다 더 과하게 하는 경우가 많아요.

자신의 경우를 생각해봐요. 친구가 새로 산 셔츠를 입고 나와서 "어때? 잘 어울려?"라고 물어보면 많이 이상해 보여도 대개 "야~ 아주 잘 어울리는데?"라고 대답한다는 거죠. 실제로는 30퍼센트 정도 잘 어울린다면 70퍼센트쯤 잘 어울리는 것처럼 과장된 반응을 보인다는 거예요. 특히 친구가 그 괴상한 옷차림을 마음에 들어 하는 것 같으면 더욱 그렇죠. 그건 나쁜 마음으로 그러는 것이 아니라 그래도 별문제 없기 때문에 그렇게 말하는 거예요. 그러니까 중요한 이야기가 아니란 거죠.

욕이나 뒷담화도 마찬가지예요. 자기에 대한 이야기라면 확인하고 또 확인하겠지만, 남의 이야기면 악의가 없어도 동조하거나 그냥 쉽게 하는 경우가 많잖아요? 그래서 남의 칭찬이나 험담, 나쁜 평가에 너무 의미를 둘 필요가 없다는 거예요. 물론 완전히 무시하라는 말이 아니고(적어도 30퍼센트는 진실이니까요) 남의 말이 자기가 생각하기에 정확한 평가가 아니면 무시할 수도 있어야 한다는 거죠.

자기 자신이 좋은 사람이라는 자신감을 가져요. 사람을 정확히
좋은 사람, 나쁜 사람으로 나누기는 어려워요. 왜냐하면 그 사람
이 어떤 사람인가 하는 것은, 정해져 있다기보다 어떤 행동을 자
주 하는가를 보고 결정하잖아요. 내 마음속에서 어떤 것을 꺼내
쓰느냐에 따라 좋은 일을 하는 사람, 나쁜 일을 하는 사람이 되는
거예요. 좋은 생각을 하고 또 좋은 행동을 더 많이 한다면 나는 좋
은 사람이 되는 거죠.

잊지 마세요. 나는 소중한 사람이라는 걸. 이 지구상에 오직 하
나밖에 없는, 그리고 무엇보다 좋은 사람이 되려고 애쓰는 사람이
라는 걸!

가장 든든한 내 편

지금 나에게 부모님은 그저 잔소리만 하는 귀찮은 존재일지도 몰
라요. 어쩌면 부모님의 안 좋은 모습들을 보면서 '난 저렇게 살지
않을 거야!'라고 생각할 수도 있죠. 하지만 좀 냉정하게 말하자면,
부모님이 좋은 사람인가 나쁜 사람인가는 내가 평가할 일이 아니
에요. 그것은 순전히 그분들의 몫입니다. 어느 누구도 자기의 인
생을 엉망으로 살려고 하는 사람은 없어요.

부모님이 내가 보기에 아무리 비판할 점이 많은 불완전한 존재

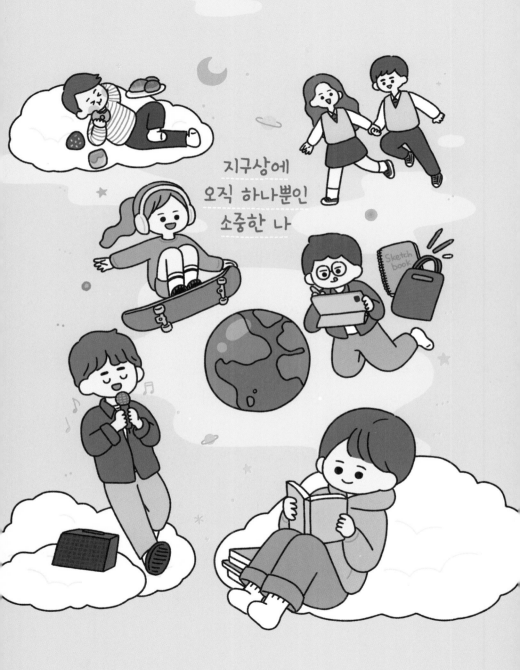

지구상에
오직 하나뿐인
소중한 나

라고 해도, 나를 낳아주고 애써서 길러주신 것만으로도 그분들을 존중하고 사랑할 이유가 있어요.

부모라고 자식이 마음에 완전히 들겠냐고요? 다만 분명한 건 부모는 내가 생각하는 그 이상으로 나를 사랑하신다는 거죠. 그건 이유가 없어요. 그냥 내가 자신들의 자식이기 때문에 그런 거예요.

부모님들도 요즘 자식들의 변화에 적응하기가 쉽지 않아요. 왜냐하면 지금의 부모님들에게는 자신의 청소년 시절이 꽤 오래전 일이라 그때의 기분과 생각이 어땠는지 잘 기억나지 않거든요. 그러길 참 다행이죠. 그게 다 기억나면 부모님들도 참 부끄러울 거예요.

중요한 것은, 부모님이 자식을 속속들이 이해하지 못하는 것 같더라도 적어도 나를 가장 사랑하는 분들이라는 걸 믿는 거예요. 그래서 마음이 힘들거나 심각한 일이 생겼을 때 자신들에게 속 시원히 털어놓고 이야기를 해주기를, 그래서 자식을 도울 수 있기를 부모님은 바라시죠. 실제 부모님께서 내가 원하는 만큼의 시원한 해답을 내놓지 못한다 해도, 답답한 마음을 부모님께 털어놓는 것만으로도 위로받은 마음이 들지 않겠어요?

세상에는 재밌는 것들이 참 많아
청소년기에 공부하는 것 외에 꼭 해두면 좋은 것이 세 가지 있답니다. 하나는 운동이고, 다른 하나는 악기, 마지막은 독서예요.

먼저, 운동을 시작하는 거예요. 태권도나 유도, 검도, 권투처럼 나를 지킬 수 있는 운동이어도 좋고, 수영이나 배드민턴, 테니스 같은 것도 좋아요. 이런 운동으로 나의 답답하고 울적한 마음을 풀어낼 수도 있고 체력을 키울 수 있으니, 운동을 열심히 하는 것은 몸과 마음의 건강을 위해 꼭 필요한 일입니다.

이렇게 규칙적으로 하는 운동이 있으면 스트레스를 해소하는 데도 도움이 되고, 우울한 기분에서도 쉽게 벗어날 수 있어요. 건강한 신체에 건강한 정신이 깃든다는 것은 그냥 하는 말이 아니랍니다. 거듭 말하지만 몸과 마음은 둘로 나눌 수 없는 것이거든요.

다음으로, 혼자 연주할 수 있는 악기를 배우는 거예요. 클라리넷이나 피아노, 기타, 바이올린, 드럼 같은 것도 좋지만, 쉽게 가지고 다니면서 연주할 수 있는 하모니카나 오카리나, 피리 같은 것도 좋죠. 어딘가에 혼자 있을 때 쉽게 꺼내어 좋아하는 음악을 연주할 수 있다면, 좋은 친구 하나와 늘 같이 다니는 것과 같아요.

꼭 악기가 아니더라도 자신의 마음을 표현할 수 있는 그림 그리기나 조각하기 같은 것도 청소년기를 평온하게 지나는 데 많은 도움이 될 거예요. 음악이나 그림 그리기 같은 정서적인 취미가 사춘기의 외로운 나를 위로해주기도 할 테니까요.

마지막으로 독서예요. 《젊은 베르테르의 슬픔》, 《폭풍의 언덕》, 《백경》, 《제인 에어》, 《데미안》, 《호밀밭의 파수꾼》 같은 고전문학을 읽으면 더욱 좋고, 소설이나 수필, 시집도 가능한 한 많이 읽길 바라요. 청소년기에는 감성이 풍부해서 나이들어 읽는 것보다 훨씬 큰 감동과 상상력을 얻을 수 있답니다. 좋아하는 시구절이나 소설 구절 같은 것을 낭송할 수 있으면 더 멋질 거예요.

이런 명작 소설 등을 읽으면 다른 사람의 인생을 간접적으로 경험하게 됩니다. 그리고 작품 안의 사람들 생각에 공감하고 감동을 얻을 수도 있지요. 게다가 명작소설이나 시 속에는 아름답고 절절한 연애와 사랑 이야기도 많답니다. 또 잘 쓴 글을 많이 읽는 것이 글을 잘 쓰는 제일 좋은 방법이기도 합니다. 청소년기에 운동과 악기, 좋은 책을 접하면 나의 몸과 마음을 잘 관리하는 데 도움이 됩니다.

좋은 음식으로 건강한 나를 만들기

청소년기에 균형 있는 식사를 하는 것은 매우 중요합니다. 학교 가기 바빠서 아침을 거를 때도 많고, 성적과 경쟁에 시달려서 까칠해진 입맛에는 집에서 만들어준 밥보다는 햄버거, 피자, 떡볶이 같은 맵고 달고 짠 인스턴트 음식을 더 찾게 되곤 하죠. 그런 음식을 정크푸드junk food, 심하게는 쓰레기 음식이라고 하는 이유가 있어요. 입에만 달 뿐 영양 면에서는 정말 엉망이니까요.

그러나 청소년기에 영양가 있고 균형 잡힌 식단으로 음식을 먹는 것은 평생의 건강을 좌우하는 일이에요. 청소년기에 먹은 음식으로 중년까지 견딘다는 말이 있을 정도니까 말이에요. 더욱이 한창 몸과 마음이 빠르게 자라는, 그래서 열량이 많이 필요한 청소년기에는 좋은 음식을 먹는 게 더욱 중요해요.

하지만 일생 중 가장 건강한 상태인 청소년기에는 대부분이 건강에 딱히 신경 쓰지 않죠. 별다른 것을 하지 않아도 건강한 시기거든요. 다시 한번 강조하자면, 청소년기의 영양 섭취는 개인의 평생 건강의 기초가 되기 때문에 각별하게 신경 써야 해요. 편의점 등에서 간편 음식으로 대충대충 끼니를 때우거나 과자, 빵, 청량음료 같은 인스턴트 음식을 너무 자주 먹지는 않았으면 합니다.

탄수화물, 우유, 계란, 과일과 채소, 좋은 단백질과 지방을 골고루 섭취해야 해요. 물도 충분히 마셔야 하고요. '내가 먹는 음식이 나를 만든다'라는 사실을 잊지 마세요. 건강한 음식을 먹으면 몸과 마음도 건강해질 거예요.

잠이 부리는 마법

청소년기는 잠이 정말 많아지는 시기예요. 그것은 몸과 뇌가 성숙하는 데 충분한 휴식이 필요하다는 뜻이죠. 그리고 성장 호르몬은 밤 열 시에서 새벽 세 시까지 많이 나온다고 하니 그 시간에는 꼭 잠자리에 들어야 키도 쑥쑥 자랄 거예요.

게다가 잠을 충분히 자면 기분도 좋아지고, 잘 지치지도 않아요. 당연히 여러분이 중요하게 생각하는 피부 건강에도 잠이 최고예요. 그래서 서양에서는 일찍 잠드는 것을 'Beauty sleep'이라고 부른답니다. 예뻐지는 잠이란 뜻이죠. 미인은 잠꾸러기란 말도 있잖아요?

잘 때는 분신이나 다름없는 휴대전화도 꺼놓는 게 좋아요. 아니면 멀리 떨어뜨려 놓으세요. 잠들기 직전까지 메시지를 확인하고 SNS를 하느라 수시로 잠을 깨는 것도 건강에 나쁘고, 잠자는 동안 휴대전화를 가까이에 두면 몸에 해로운 전자파의 영향을 그대로 받게 되거든요.

그냥 하는 거야!

과거를 돌아보면 십 대부터 이십 대까지의 시기가 인생에서 가장 어렵고 무거운 시기였다고 말하는 어른들이 많습니다. 저도 그렇고요. 아마도 미래는 불분명한데 뭔가를 준비해야 하는 시기라서 참 답답하고 우울하기도 했던 것 같아요. 하지만 이 시기를 그야말로 계단 오르듯이 한 걸음, 한 걸음 꾹꾹 밟고 올라가다 보면 자신이 바라던 곳에 다다랐다는 걸 알게 될 거예요. 높은 산을 힘들지 않게 오르는 방법은 그냥 한 걸음, 한 걸음 너무 멀리 보지 말고 눈앞의 길을 보면서 걷는 것이죠. 그러다 보면 마냥 높고 멀게

만 느껴졌던 정상에 어느새 도착해 있잖아요?

분노나 좌절감, 우울을 표현하는 방법은 다양하지만, 제일 좋은 방법은 믿을 만한 누군가에게 말을 하는 거예요. 자기의 답답한 심경을 털어놓는 거죠. 그래서 청소년기에 무엇보다 필요한 것은 신뢰할 수 있는 선배나 친구입니다.

헤르만 헤세의 성장소설, 《데미안》에서 나쁜 친구들의 꾐에 빠져 중심을 잃고 흔들리던 싱클레어가 데미안이라는 친구의 도움을 받아 자기 길을 다시 찾아 걷는 것처럼, 여러분에게도 좋은 친구가 있기를 바랍니다. 물론 좋은 친구를 얻으려면 나도 그에게 좋은 친구가 되어 주어야 하겠죠? 인생의 어느 시기든 좋은 친구는 항상 소중하지만 청소년기에 사귄 친구는 정말 오랫동안 함께할 수 있는 친구랍니다.

'친구 사귀기, 친구와 함께하기'가 청소년기에 어쩌면 가장 중요한 일일 수 있지만, 그렇다고 자신의 생활을 전부 친구에게 기대게 되면 자칫 생각지도 못했던 것을 잃을 수 있어요. 살아가는 동안 모든 것은 현재 진행형입니다. 무언가 뒤로 미뤄놓고 나중에 한다는 것이 가능하지 않을 수도 있거든요.

지금 이 시기에만 할 수 있는 일들, 곧 여러분의 목표를 위해 일정한 수준의 학업을 유지하는 것, 시험을 위한 준비와 가족과의 시간을 갖는 것, 함께 사는 공동체로서 집안일을 돕는 것 모두 시간과 노력, 관심을 쏟아야 하는 부분이랍니다.

자신을 끊임없이 괴롭히는 학업 스트레스는 사실 정면으로 부딪치는 수밖에 없어요. 시험공부를 해야 한다고 걱정하면서 정작 공부를 하지 않는 것도 결국은 스트레스를 만드는 일입니다.

영어로 'Just do it!'이라고 하죠? 그래요, 그냥 시작하는 거예요. 공부가 걱정이면 일단 책상 앞에 앉아 책을 꺼내요. 지금부터 공부를 시작하는 거죠. 그래도 공부가 잘되지 않으면 학습 태도를 바꾸거나 선배나 선생님에게 여쭤보며 나에게 맞는 방법을 찾으세요. 그리고 그냥 하는 거예요. 걱정만 하지 말고요.

나는 어떤 꿈을 꾸고 어떻게 살아야 할까?

질풍노도의 시기인 청소년기를 거쳐 어른의 시기로 가고 있는 나 자신에게 중요한 것은 무엇일까요? 요즘 "목표가 뭐니?", "꿈이 뭐야?"라는 질문에 "몰라요" 또는 "없어요"라고 대답하는 친구가 많더라고요. 공부를 하기는 하지만, 불확실한 미래 때문에 몹시 불안할 거예요. 어떤 일이 내게 어울리는지, 어떤 일을 해야 잘 살 수 있을지 걱정스럽기도 할 거고. 그런데 사실 진짜 깊게 생각해본 적은 없어요. 그렇죠?

그럼, 지금 한번 생각해보세요. 나는 무엇이 되고 싶나요? 어떤 일을 하고 싶어요? 여러분이 살고 싶은 인생은 어떤 모습이에요? 혹시 '목표'와 '꿈'에 대해서 생각해봤나요? 제가 아는 한 아이는 자신의 꿈이 'WHO 사무총장'이라고 하더군요. WHO 사무총장의 일은 참 보람되고, 훌륭하고 멋져 보이죠. 하지만 내가 되고 싶은 직업은 꿈이 아니라 '목표'라고 할 수 있어요.

'꿈'은 내 인생을 어떻게 살고 싶은지에 대한 좀 더 깊은 주제랍니다. 꿈은 내가 왜 그 목표를 이뤄야 하는 건지, 또 그 목표를 이루어서 무슨 일을 하고 싶은가, 하는 것이죠. 그러니까 '왜 WHO 사무총장이 되고 싶은가?'라는 질문에 대한 대답이 바로 자신의 꿈이에요.

그 아이가 WHO 사무총장이 되고 싶은 이유는 아마도 각종 질병과 건강 문제로 어려움을 겪는 세계 각국의 사람들을 돕고 싶어서가 아닐까요? 그게 바로 꿈이에요. WHO 사무총장은 목표이고 세계의 어려운 이들을 돕는 것, 그래서 많은 사람들이 조금이라도 더 행복해지게 하는 것, 그것이 바로 그 아이의 꿈이라는 거죠.

그럼 이제 나의 목표와 꿈은 무엇인지 생각하고 또 생각해보세요. 그렇게 나의 꿈과 목표가 명확해지면, 그것들을 이루기 위해 자신이 어떤 노력을 해야 하는지 결정하는 게 더 쉬워질 거예요.

많은 사람들이 말하죠. '내가 오기 전보다 내가 온 후의 세상이 조금이라도 사람들에게 도움이 되고 행복한 사람들이 많아지는 곳이기를 바란다'라고요. 그런 꿈들이 많아지면 세상은 좀 더 살기 좋은 곳이 될 거예요. 그런 세상을 함께 만들어보지 않을래요?

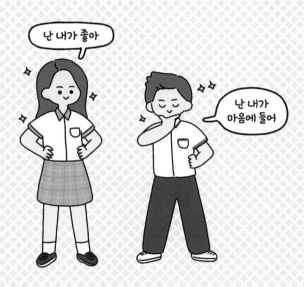